AF474256

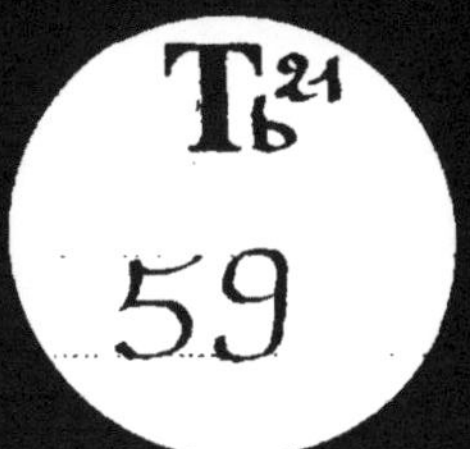
Tb21
59

RECHERCHES

SUR

L'ANATOMIE NORMALE ET PATHOLOGIQUE

DU SANG

PARIS. — IMPRIMERIE PAUL DUPONT, RUE JEAN-JACQUES-ROUSSEAU, 41.

RECHERCHES

SUR

L'ANATOMIE NORMALE ET PATHOLOGIQUE

DU SANG

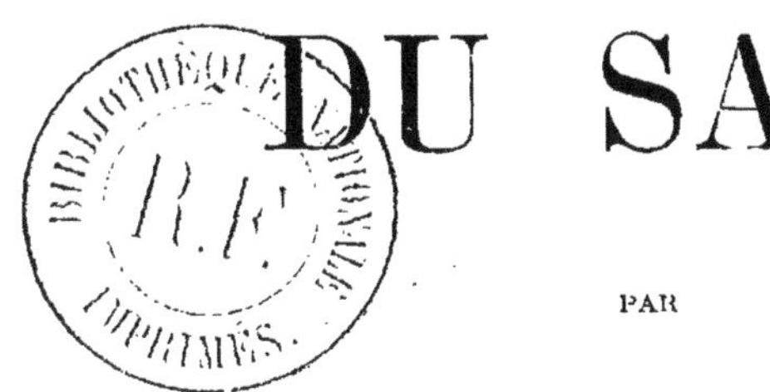

PAR

GEORGES HAYEM

Agrégé de la Faculté de Médecine de Paris, médecin de l'hôpital Ménilmontant.

Avec figures et tableaux

PARIS

G. MASSON, ÉDITEUR

LIBRAIRE DE L'ACADÉMIE DE MÉDECINE

Boulevard Saint-Germain et rue de l'Éperon

EN FACE DE L'ÉCOLE DE MÉDECINE

1878

Les recherches que je poursuis depuis quelques années sur l'anatomie normale et pathologique du sang ont été presque toutes rédigées sous la forme de notes succinctes et publiées dans des recueils très-divers.

J'espère pouvoir continuer ces études et en présenter, dans un avenir peu éloigné, un exposé complet et méthodique. En attendant, et pour obéir à un désir qui m'a été souvent exprimé, il me paraît opportun de rassembler ces quelques travaux épars et d'en composer la présente collection afin de permettre, à ceux qui veulent bien s'y intéresser, d'en prendre aisément connaissance.

En relisant ces notes écrites à de très-courts intervalles, mais chacune dans un but particulier, j'ai trouvé naturellement quelques répétitions, et, ne voulant pas à l'occasion de cette réunion de matériaux, faire œuvre nouvelle, j'ai simplement supprimé ces redites.

Dans les quelques endroits où j'ai cru indispensable d'ajouter une note explicative ou complémentaire, j'ai pris soin d'indiquer cette addition par une parenthèse.

RECHERCHES

SUR

L'ANATOMIE NORMALE ET PATHOLOGIQUE

DU SANG

SUR LA NUMÉRATION DES GLOBULES DU SANG [1].

La numération des globules du sang est un problème d'une importance considérable, tant au point de vue physiologique qu'au point de vue clinique. Déjà d'assez nombreuses recherches ont été faites sur ce sujet, mais avant de les passer en revue, rendons-nous compte des éléments du problème à résoudre.

Lorsqu'on examine au microscope une goutte de sang pur, les globules extraordinairement nombreux s'empilent, se superposent et forment des amas confus, de sorte qu'il est matériellement impossible de les distinguer tous les uns des autres et de les compter.

De là résulte la nécessité de diluer le sang, c'est-à-dire d'augmenter en quelque sorte la proportion du plasma. On ajoute alors au sang un liquide étranger, et il faut que le mélange ainsi obtenu soit aussi homogène que possible, c'est-à-dire que la répartition des globules y soit la même dans tous les points. De cette manière, en comptant les globules con-

[1] Fragment d'une leçon clinique publiée par M. Dupérié. (*Gazette hebdomadaire de médecine et de chirurgie*, n° 19, p. 291, 1875.)

tenus dans un volume connu du mélange, on peut, par un calcul de proportion, ramener le chiffre trouvé à 1 millimètre cube de sang pur.

Toutes les méthodes employées ont dû se soumettre à ces exigences. Le liquide qui sert à diluer doit altérer le moins possible les globules, et les proportions du mélange doivent être choisies de façon à faciliter les calculs. Il y a autant de formules de liquides que d'expérimentateurs, et les proportions adoptées pour les mélanges sont également très-variables. Cette partie du problème offre évidemment des difficultés; mais le point essentiel et le plus important, consiste à faire la numération des globules compris dans le mélange ou dans une de ses parties.

Plusieurs procédés ont été employés ; tous peuvent se rattacher à deux principaux, suivant que le calcul de proportion se rapporte : 1° aux surfaces; 2° aux volumes.

C'est à Vierordt (*Arch. für physiologische Heilkunde*, Bd. XI, 1852, et Bd. XIII, 1854) que revient l'honneur d'avoir le premier imaginé une méthode de numération. Nous ne la décrirons que très-sommairement. Le sang, recueilli à l'aide d'un tube capillaire bien calibré, est étendu avec une quantité de sérum artificiel toujours la même (679,9 fois celle du sang). Le mélange ainsi obtenu est dilué avec un dixième de solution gommeuse, et repris avec une pipette pour être étalé sur un porte-objet en lignes étroites et régulières. On le laisse sécher à l'air libre, puis on place la préparation sous le microscope et l'on compte les globules en s'aidant d'une lame micrométrique placée sur le sang desséché.

Welcker (*Arch. des Vereins f. gemein. Arbeiten zu Göttingen*, 1854, t. I, p. 161 et 195; *Viertelj. f. prakt. Heilkunde*, Prag., 1854, t. XLIV, p. 11) a essayé de perfectionner cette méthode, mais il n'a fait que la modifier sans la rendre plus exacte ni plus expéditive.

En 1865, Mantegazza imagina un procédé très-différent, mais fondé aussi sur un calcul de surfaces. Je crois inutile de le décrire à cause de ses imperfections.

La numération des globules dans un volume déterminé de la dilution fut mise en pratique pour la première fois par un médecin hollandais, Cramer (*Nederl. Lancet*, 1855), qui réalisa ainsi un progrès important. L'appareil de Cramer se compose d'une lame porte-objet, sur les bords de laquelle sont collées deux bandes de verre très-minces et partout d'égale épaisseur. Sur ces deux lamelles est placée une autre lame semblable à la première. On a ainsi un espace capillaire de section rectangulaire, ayant pour hauteur l'épaisseur des lamelles. Après avoir déterminé, par une mensuration faite au microscope, le volume de ce capillaire artificiel, Cramer faisait une dilution du sang à l'aide d'eau salée à 1/200, et en se servant de tubes très-bien calibrés. Il faisait ensuite pénétrer par aspiration une partie du mélange dans le capillaire, et en s'aidant d'un oculaire dans lequel était une glace quadrillée il comptait les globules dans un espace d'une étendue déterminée et arrivait, à l'aide d'une formule calculée d'avance, à connaître le chiffre des globules contenus dans 1 millimètre cube de sang.

En 1867, M. Potain inventa un nouveau procédé, que M. Malassez nous a fait connaître récemment. Cet observateur se sert d'un mélangeur spécial qui se compose d'un tube capillaire de verre, présentant sur son trajet, au voisinage de l'une de ses extrémités, une dilatation ampullaire, dans l'intérieur de laquelle a été placée une petite boule de verre.

Ce tube est gradué de façon à permettre de faire tout d'abord dans la partie dilatée un mélange de sang et de sérum artificiel à 1/100 ou à 1/200, puis, grâce à une manœuvre dont vous pourrez lire la description dans la thèse de M. Malassez, M. Potain fait sortir de son mélangeur de très-petites gouttelettes dont le volume total est déterminé à l'aide des subdivisions du tube capillaire. Ces subdivisions expriment des cinquantièmes de millimètre cube. En comptant alors les globules contenus dans les gouttelettes, on connaît le nombre des globules correspondant à un ou plusieurs cinquantièmes de millimètre cube, et par suite à 1 millimètre cube.

Enfin, M. Malassez (*Comptes rendus de l'Académie des sciences*, décembre 1872, thèse de Paris, 1873) a eu l'idée de fabriquer un appareil ressemblant à un capillaire naturel, c'est-à-dire qu'au capillaire rectangulaire de Cramer il a substitué un capillaire à section elliptique.

Le mélange de sang et de sérum artificiel est fait à l'aide

du tube de M. Potain, et une partie en est introduite par aspiration dans le capillaire. Le volume de ce dernier a été calculé d'avance, et à l'aide d'un oculaire quadrillé et d'une formule spéciale, il est facile de rapporter le nombre des globules contenus dans une section du tube au millimètre cube de sang.

Je mets sous vos yeux l'appareil de M. Malassez et le mélangeur de M. Potain, et il vous sera facile, connaissant bien maintenant les éléments du problème, de vous rendre compte de la manière dont il a été résolu par ces deux observateurs.

Messieurs, toutes ces méthodes ont soulevé des critiques.

Celle de Vierordt est d'une exécution très-difficile, de plus elle demande de deux à six heures par numération. Rien d'étonnant donc si elle ne s'est pas vulgarisée. Le procédé de M. Potain est supérieur, mais il exige, outre beaucoup de temps, une habitude et surtout une habileté de main qu'il n'est pas donné à tout le monde de posséder.

La méthode de Cramer paraît, au premier abord, plus simple et plus exacte; mais elle est restée peu connue et s'est peu répandue, probablement parce que la construction de l'appareil a paru compliquée et imparfaite, et que Cramer est mort avant d'avoir pu vulgariser son procédé et l'étudier suffisamment pour y apporter les modifications qu'il réclamait.

Aussi M. Malassez a-t-il rendu un véritable service en reprenant l'étude de cette question et en proposant un nouveau tube capillaire. Je ne crois pas cependant que le principe sur lequel reposent ces deux derniers procédés soit exact. Outre les difficultés que doit présenter le jaugeage précis d'un espace capillaire très-petit, je me suis assuré par des expériences comparatives que tout appareil se remplissant par capillarité conduit à des résultats erronés. Le mélange sanguin est composé d'une partie liquide et de corps solides en suspension dans ce liquide. Placé à l'extrémité d'un espace capillaire, il y pénètre inégalement, la partie liquide s'introduisant dans l'espace capillaire plus facilement que les parties solides. L'introduction d'une partie du mélange dans le tube détruit donc l'homogénéité de la répartition des globules.

De plus, les parois elles-mêmes de l'espace capillaire repoussent les globules du sang, et il se forme une sorte de zone claire, analogue à celle qui existe dans les capillaires naturels. Il en résulte, qu'en calculant le nombre des globules d'après celui que contient un segment du capillaire, on ne peut arriver à un chiffre exact.

On peut donc dire que, malgré des essais fort ingénieux, la numération des globules du sang n'a pas encore été exécutée d'une manière pratique et correcte. Ces considérations nous ont déterminés, M. Nachet et moi, à reprendre l'étude de cette question[1].

Le but que devait se proposer tout expérimentateur, et que nous avons essayé d'atteindre, était de trouver un appareil simple, facile à manier et fondé sur un principe exact.

Le mélange du sang étant fait d'une manière aussi homogène que possible, il fallait en circonscrire un volume mathématiquement déterminé sans modifier, par les manœuvres de la préparation, la répartition des globules.

A l'aide de la petite cellule que je vais vous présenter, nous croyons être arrivés d'une manière extrêmement simple à un résultat satisfaisant.

Notre cellule (*fig.* 1) est formée par une lamelle de verre

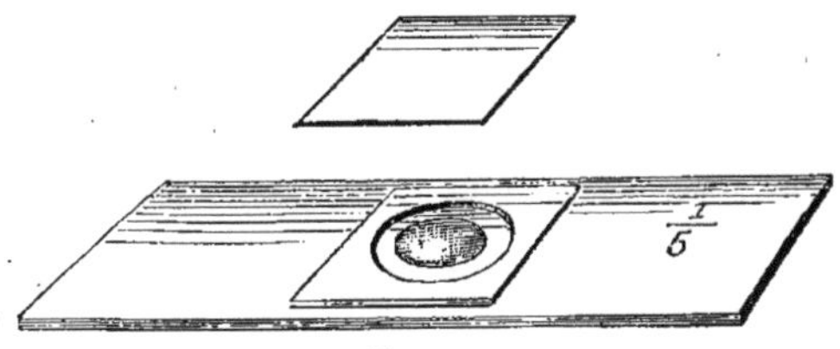

Fig. 1.

mince, perforée à son centre (de manière à présenter un trou d'environ 1 cent. de diamètre) et collée sur une lame de verre porte-objet parfaitement plane. Cette lamelle de verre ayant été amincie d'une quantité déterminée à l'aide du sphéromètre, on a ainsi une cavité dont la hauteur est mathématiquement connue. La hauteur que nous avons choisie est celle de 1/5 de millimètre[2].

[1] G. Hayem et A. Nachet, Sur un nouveau procédé pour compter les globules du sang. *Comptes rendus de l'Académie des sciences*, 26 avril 1875.

[2] On peut utiliser cette cellule pour faire la numération des éléments figurés

En déposant au centre de la cellule une goutte du mélange sanguin et en la recouvrant immédiatement par une lamelle de verre très-plane qui vient reposer sur les bords de la cellule, on obtient ainsi une lame de liquide à surfaces parallèles, dont l'épaisseur est d'un cinquième de millimètre.

Si l'on a soin de placer la goutte de liquide à examiner au milieu de la cellule et de faire en sorte que cette goutte aplatie par la lamelle ne puisse remplir qu'une partie de la cavité cellulaire, on obtiendra une lame liquide, entourée d'un anneau d'air complet, et on n'aura pas à craindre le

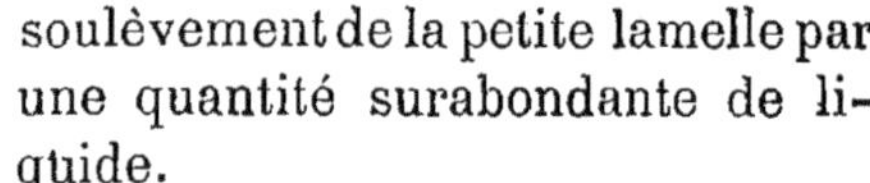

soulèvement de la petite lamelle par une quantité surabondante de liquide.

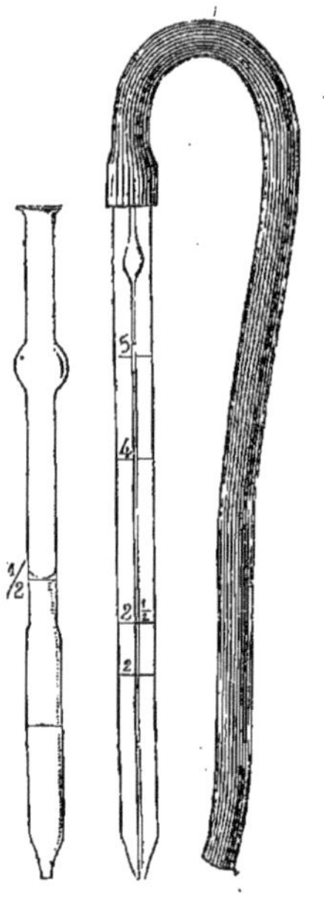

Fig. 2.

Il ne reste plus qu'à compter les globules dans un certain espace mesuré par un oculaire quadrillé.

Voici d'ailleurs la manière dont on opère. Pour faire le mélange, nous nous servons de deux pipettes graduées, une pour le sang, une autre pour le sérum; on pourrait également se servir du mélangeur de M. Potain. La pipette destinée au sérum porte des divisions qui permettent de prendre à volonté 100, 150, 200, 250, 300, 400 et 500 millimètres cubes de liquide. On en prend par exemple 500 millimètres cubes (*fig.* 2, A).

Le sérum dont on se sert est loin d'être indifférent. Il doit, avons-nous dit, conserver aux globules

tenus en suspensions dans un liquide quelconque, et donner à cette cellule la hauteur qui convient le mieux au but que l'on poursuit. Après avoir fait des essais comparatifs avec des cellules de hauteurs diverses, nous avons reconnu que la hauteur de 1/5 de millimètre est la plus commode pour la numération des globules du sang. M. Bouchut a choisi, au contraire, la cellule au 10e pour l'examen du lait (*Comptes rendus de l'Académie des sciences*, n° 20, 12 nov. 1877), et nous-mêmes nous nous servons d'une cellule au 10e pour faire la numération des hématoblastes de l'homme et des animaux supérieurs.

leur aspect physiologique et permettre, de plus, une dissémination des globules aussi parfaite que possible. Après avoir fait un grand nombre d'essais, j'ai été conduit à rejeter les diverses formules qui ont été proposées pour la fabrication des sérums artificiels, et je préfère les sérosités naturelles ou pathologiques.

Le sérum iodé de M. Schultze, qui est préparé, comme vous le savez, avec le liquide amniotique de la vache, permet de faire un mélange très-homogène; mais il altère un peu les globules et ne peut convenir que lorsqu'on ne tient pas à prendre en même temps le diamètre de ces éléments. Le liquide qui m'a donné les meilleurs résultats à cet égard est celui que j'ai obtenu par une ponction chez un malade atteint d'hydropneumothorax. C'est un liquide très-riche en albumine, ne contenant que des traces de fibrine et dont la densité est de 1019.

Je suis persuadé que la sérosité de l'ascite, que tout médecin peut se procurer facilement, fournirait également un excellent véhicule [1].

Le sérum aspiré par la pipette, qui a été graduée de façon à tenir compte du mouillage du verre, est déposé avec soin dans une petite éprouvette.

C'est alors qu'on prend le sang.

Quand on étudie le sang de l'homme à l'état physiologique ou dans les maladies, on l'emprunte à la pulpe de l'un des doigts, partie très-vasculaire, sur laquelle il est facile d'opérer. Mais la manière de prendre le sang mérite de fixer toute votre attention. On emploie communément un procédé qui consiste à piquer avec une aiguille l'extrémité du doigt préalablement entouré d'un lien enroulé à la base de la première phalange. On obtient ainsi un liquide qui diffère notablement du sang capillaire physiologique et qui, dans des numérations successives faites chez la même personne donne des résultats non concordants. On évite cette cause d'erreur en faisant, à l'aide de la pointe d'une lancette, sur le doigt libre, une petite plaie suffisante pour laisser échapper quel-

[1] Le liquide de l'ascite ne donne pas de meilleurs résultats que le sérum iodé, et il a l'inconvénient de s'altérer très-rapidement.

ques gouttes de sang dès qu'on exerce la plus légère pression sur la pulpe. Des recherches comparatives m'ont démontré l'importance de cette manière d'opérer. La petite plaie faite par la lancette est d'ailleurs tout aussi inoffensive que la piqûre d'une aiguille.

L'aspiration d'une quantité déterminée du sang se fait à l'aide d'une pipette parfaitement calibrée et graduée, qui ressemble à celle de M. Potain (*fig.* 2, B).

Les divisions que porte le tube permettent de prendre 2 millimètres cubes, 2^{mm},5, 3, 4 ou 5 millimètres cubes de sang. Supposons qu'on en prenne 2 millimètres cubes. En les portant dans la petite éprouvette, qui contient 500 millimètres cubes de sérum, on aura un mélange au 251ᵉ. On comprend qu'il est très-facile d'obtenir de même des mélanges au 201ᵉ ou au 101ᵉ, soit en faisant varier la quantité de sérum, soit en prenant une proportion plus grande de sang. Il suffit de souffler dans le tube en caoutchouc que porte la pipette pour faire tomber le sang au fond de l'éprouvette, et en aspirant deux ou trois fois de suite un peu de sérum qu'on repousse aussitôt, on vide facilement tout le tube capillaire. On introduit alors dans la petite éprouvette contenant le sérum et le sang un agitateur terminé par une petite palette, et l'on imprime à cette baguette de verre un mouvement de va-et-vient assez rapide (*fig.* 3).

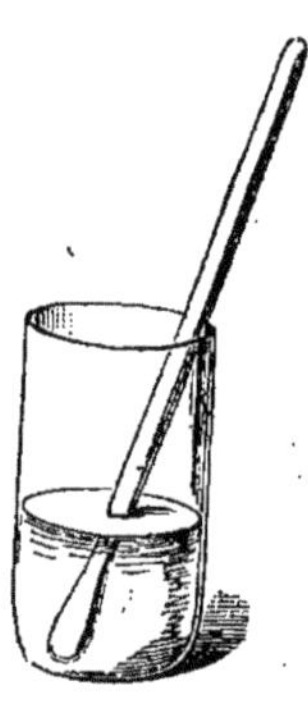
Fig. 3.

On doit agiter le mélange jusqu'à ce qu'il soit bien également fait et jusqu'au moment de s'en servir.

On dépose alors, à l'aide de l'agitateur, une goutte du mélange au centre de l'espace cellulaire, puis on place sur le tout une lamelle de verre parfaitement plane, en ayant soin de la poser doucement et directement sur la goutte.

Il reste à réunir ensemble la lamelle couvre-objet et la cellule. A cet effet, on se sert d'un peu de salive. Appliqué sur les bords de la lamelle, ce liquide visqueux s'infiltre par capillarité entre les deux plaques et s'oppose ainsi au glissement de la lamelle et à l'évaporation de la goutte. La préparation est alors terminée, et il ne reste plus qu'à compter les globules. Cette numération s'exécute à l'aide d'un procédé analogue à ceux de Cramer et de M. Malassez. On a disposé dans l'oculaire une glace sur laquelle est gravé un carré, et le tube rentrant du microscope est enfoncé dans sa monture jusqu'à un trait calculé de façon que le côté du carré ait, avec l'objectif dont on se sert (n° 2, Nachet), une valeur d'un cinquième de millimètre, soit celle de la hauteur de la cellule. On a ainsi sous les yeux la projection d'un cube d'un cinquième de millimètre de côté. De plus, ce carré de l'oculaire est divisé en seize carrés égaux, dans lesquels on a tracé des lignes réciproquement perpendiculaires qui n'arrivent pas jusqu'aux bords des petits carrés et qui sont destinées à faciliter la numération (*fig.* 4).

Au bout de quelques minutes, les globules sont tombés par

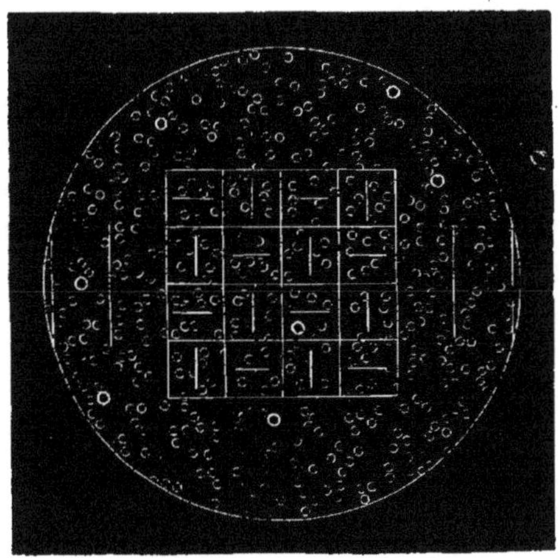

Fig. 4.

leur propre poids au fond de la cellule. En comptant ceux qui sont compris dans les seize petits carrés, on a très-exactement le chiffre des globules contenus dans un cube d'un cinquième de millimètre de côté. Il suffira donc de multiplier ce chiffre par 125 pour savoir ce que renferme 1 millimètre cube du mélange, et pour connaître la valeur de 1 millimètre cube de sang, de multiplier le dernier chiffre trouvé par le titre de ce mélange.

Dans l'exemple que nous avons choisi, c'est-à-dire avec un mélange au 251ᵉ, soit x, le nombre des globules comptés dans les seize carrés, il faudra multiplier x par 125, puis par 251, soit par 31 375. Si le mélange avait été fait au 201ᵉ, on aurait à multiplier x par 25 125, et avec un mélange au 101ᵉ par 12 625 [1].

Pour obtenir le nombre x avec une exactitude suffisante, il est nécessaire de faire plusieurs numérations. On a ainsi 4, 5 ou 6 chiffres indiquant le nombre des globules compris dans des points plus ou moins éloignés de la même goutte de mélange. On en prend la moyenne, qu'il reste à multiplier par un des chiffres précédents, suivant le titre de ce mélange.

Dans le cas où il est nécessaire de compter les globules blancs en même temps que les rouges, on doit faire le mélange sanguin au 101ᵉ, à moins que les globules blancs ne soient très-abondants. On peut alors éprouver une certaine difficulté à compter les globules rouges à cause de leur grand nombre. Nous faisons, dans ce cas, deux préparations, une au 101ᵉ pour la numération des globules blancs, et une autre au 201ᵉ ou au 251ᵉ pour celle des rouges. Mais dans les cas pathologiques où le nombre des globules blancs est augmenté, on peut le plus souvent faire, à l'aide d'un seul mélange au 201ᵉ ou au 251ᵉ et dans la même préparation, la numération à la fois des globules blancs et des rouges.

Vous voyez, messieurs, que le petit appareil que je viens de mettre sous vos yeux et de vous décrire est d'une grande simplicité. Vous pouvez, de plus, vous convaincre que son maniement n'exige ni grande habileté ni une habitude spéciale du microscope ; je suis persuadé qu'il vous permettra d'entreprendre des recherches physiologiques exactes et de faire des observations pathologiques intéressantes.

Je me sers de cet appareil depuis trop peu de temps pour qu'il me soit possible de vous énoncer un grand nombre de résultats.

[1] Les pipettes actuellement fabriquées par le constructeur sont graduées à aide de pesées au mercure et sans qu'il soit tenu compte du mouillage, ce qui change un peu le calcul. (*Voir* ci-après l'instruction.)

Cependant, d'après les études que nous avons entreprises et pour lesquelles M. Dupérié a bien voulu nous aider, je puis, en terminant, vous citer quelques chiffres qui vous donneront une idée des applications que doit trouver en clinique la numération des globules, notamment dans l'étude de la chlorose et des anémies.

Comme le médecin emprunte le sang qu'il examine à la pulpe du doigt, je me suis préoccupé tout d'abord de la détermination du chiffre que fournit le sang du doigt à l'état normal. En faisant, avec M. Dupérié, un certain nombre de numérations chez des personnes adultes bien portantes, du sexe masculin, nous avons toujours trouvé un chiffre se rapprochant de 5 millions, en plus ou en moins. On peut donc considérer le nombre de 5 millions comme représentant, d'après ces premiers essais, la moyenne physiologique du sang fourni par le doigt.

Quelques-uns des auteurs cités précédemment avaient d'ailleurs trouvé des chiffres se rapprochant beaucoup de cette moyenne.

Vierordt a compté dans son propre sang 5 174 000 globules, mais ce qui montre bien les incertitudes de son procédé, c'est que, pour le même sang, dans des numérations différentes, il a trouvé des chiffres variant de 4 180 000 à 5 551 000.

D'après Welcker, le sang du doigt contiendrait 4 600 000 globules. Cramer a trouvé aussi un chiffre analogue, soit 4 726 000.

INSTRUCTION

POUR LA NUMÉRATION DES GLOBULES DU SANG.

Prendre, à l'aide de la grosse pipette (*fig.* 2, A), 500 millimètres cubes de sérum artificiel et y ajouter, à l'aide de la petite (*fig.* 2, B), 2 millimètres cubes de sang. On obtient le sang chez l'homme en faisant une légère piqûre avec une lancette au milieu de la pulpe du doigt. Le sang sort dès qu'on comprime légèrement le bout du doigt et on l'aspire au fur et à mesure avant qu'il ait le temps de s'épaissir à l'air.

Comme sérum artificiel on peut employer le liquide amniotique iodé, en ayant soin de laisser évaporer l'excès d'iode avant de s'en servir.

Agiter le mélange avec la petite palette en faisant rouler celle-ci entre les doigts de façon à lui imprimer un mouvement rapide de va-et-vient (*fig.* 3).

Déposer une grosse goutte du mélange au milieu de la cellule, et placer immédiatement la lamelle en la laissant tomber doucement et d'aplomb sur la goutte (*fig.* 1). Puis humecter avec un peu de salive deux des bords opposés de la lamelle et appuyer légèrement sur les quatre coins de cette lamelle de manière à ce que la salive, en pénétrant par capillarité, forme une couche aussi mince que possible. Il est important dans cette opération de n'imprimer aucun mouvement de glissement à la lamelle.

La préparation est réussie : 1° lorsque la goutte de sang dilué, transformée ainsi en une nappe de liquide à surfaces parallèles, est entourée d'un anneau d'air complet, et 2° quand il n'existe aucune parcelle importante de poussière entre les deux plaques de verre dans l'espace humecté de salive.

Le tube rentrant du microscope ayant été enfoncé jusqu'au trait d'affleurement (c'est-à-dire jusqu'au point, déterminé d'avance, où le côté du carré gravé dans l'oculaire couvre 20 centièmes du micromètre objectif), on compte dans cinq ou six endroits différents de la préparation tous les globules rouges circonscrits par le grand carré (soit par les 16 petits), en ayant soin de ne tenir compte que de la moitié des globules à cheval sur la ligne extérieure du grand carré (*fig.* 4).

On prend la moyenne des chiffres trouvés et, en multipliant cette moyenne par 31 000, on obtient le nombre des globules rouges contenus dans 1 millimètre cube de sang pur.

Voici l'explication du numérateur 31 000.

La grosse pipette ayant en général 6 millimètres cubes de mouillage, les 500 millimètres cubes de liquide pris avec cette pipette n'en fournissent que 494, auxquels on ajoute 2 millimètres cubes de sang. Le volume total étant de 496 millimètres cubes dont 2 de sang, la dilution est au 248°. Or, comme il y a 125 cubes de 1/5 dans un millimètre cube, le numérateur doit être :

$$248 \times 125 = 31\,000.$$

Si l'on prenait 4 millimètres cubes de sang, au lieu de 2, le numérateur deviendrait 15 562,5.

Pour faire la numération des globules blancs on note tous ceux qu'on trouve dans l'étendue de deux bandes réciproquement perpendiculaires et occupant toute l'étendue de la goutte.

Pour exécuter cette partie de l'opération, on place la préparation de façon à ce que un des bords de la goutte de sang soit sous-tendu par le grand carré, par le bord gauche, par exemple, du grand carré ; puis, après avoir noté l'absence ou la présence de globules blancs, on déplace la préparation de façon à ce que les globules rouges à cheval sur le bord droit du grand carré soient vus à cheval sur le bord opposé, c'est-à-dire sur le gauche. On a fait ainsi parcourir à la préparation l'étendue d'un carré.

On examine de la sorte tous les carrés successifs contenus dans une bande transversale et on répète la même manœuvre, d'ailleurs facile à exécuter, pour une bande perpendiculaire à la première. On obtient ainsi le nombre des globules blancs contenus dans une soixantaine de carrés, ce qui donne, par un calcul analogue au précédent, le nombre des globules blancs par millimètre cube.

Exemple : soit 165 la moyenne trouvée pour les globules rouges, le nombre des rouges, sera de :

$$165 \times 31\,000 = 5\,115\,000.$$

Soit 9 le nombre des globules blancs renfermés dans 58 carrés, la moyenne sera 9/58, soit 0,155 qui, multiplié par 31 000, donne 4 805 globules blancs [1].

Le tableau suivant permet de trouver rapidement le nombre des hémateis.

Tableau pour les dilutions à 2 millimètres cubes de sang sur 494 de sérum.

Globules contenus dans le carré.	Nombre des globules par millimètre cube.	Globules contenus dans le carré.	Nombre des globules par millimètre cube.
40	1 240 000	56	1 736 000
41	1 271 000	57	1 767 000
42	1 302 000	58	1 798 000
43	1 333 000	59	1 829 000
44	1 364 000	60	1 860 000
45	1 395 000	61	1 891 000
46	1 426 000	62	1 922 000
47	1 457 000	63	1 953 000
48	1 488 000	64	1 984 000
49	1 519 000	65	2 015 000
50	1 550 000	66	2 046 000
51	1 581 000	67	2 077 000
52	1 612 000	68	2 108 000
53	1 643 000	69	2 139 000
54	1 674 000	70	2 170 000
55	1 705 000	71	2 201 000

[1] La pipette qui sert à prendre le sérum artificiel doit être nettoyée avec de l'eau distillée. Celle avec laquelle on recueille le sang doit être nettoyée successivement avec une solution de soude ou de potasse, de l'eau distillée, puis de l'alcool, et séchée avec soin.

Globules contenus dans le carré.	Nombre des globules par millimètre cube.
72	2 232 000
73	2 263 000
74	2 294 000
75	2 325 000
76	2 356 000
77	2 387 000
78	2 418 000
79	2 449 000
80	2 480 000
81	2 511 000
82	2 542 000
83	2 573 000
84	2 604 000
85	2 635 000
86	2 666 000
87	2 697 000
88	2 728 000
89	2 759 000
90	2 790 000
91	2 821 000
92	2 852 000
93	2 883 000
94	2 914 000
95	2 945 000
96	2 976 000
97	3 007 000
98	3 038 000
99	3 069 000
100	3 100 000
101	3 131 000
102	3 162 000
103	3 193 000
104	3 224 000
105	3 255 000
106	3 286 000
107	3 317 000
108	3 348 000
109	3 379 000
110	3 410 000
111	3 441 000
112	3 472 000
113	3 503 000
114	3 534 000
115	3 565 000
116	3 596 000
117	3 627 000
118	3 658 000
119	3 689 000
120	3 720 000
121	3 751 000
122	3 782 000
123	3 813 000
124	3 844 000
125	3 875 000
126	3 906 000
127	3 937 000
128	3 968 000
129	3 999 000
130	4 030 000
131	4 061 000
132	5 092 000
133	4 123 000
134	4 154 000
135	4 185 000
136	4 216 000
137	4 247 000
138	4 278 000
139	4 309 000
140	4 340 000
141	4 371 000
142	4 402 000
143	4 433 000
144	4 464 000
145	4 495 000
146	4 526 000
147	4 557 000
148	4 588 000
149	4 619 000
150	4 650 000
151	4 681 000
152	4 712 000
153	4 743 000
154	4 774 000
155	4 805 000
156	4 836 000
157	4 897 000
158	4 898 000
159	4 929 000

Globules contenus dans le carré.	Nombre des globules par millimètre cube.	Globules contenus dans le carré.	Nombre des globules par millimètre cube.
160	4 960 000	181	5 611 000
161	4 991 000	182	5 642 000
162	5 022 000	183	5 673 000
163	5 053 000	184	5 784 000
164	5 084 000	185	5 735 000
165	5 115 000	186	5 766 000
166	5 146 000	187	5 797 000
167	5 177 000	188	5 828 000
168	5 208 000	189	5 859 000
169	5 239 000	190	5 890 000
170	5 270 000	191	5 921 000
171	5 301 000	192	5 952 000
172	5 332 000	193	5 983 000
173	5 363 000	194	6 014 000
174	5 394 000	195	6 045 000
175	5 425 000	196	6 076 000
176	5 456 000	197	6 107 000
177	5 487 000	198	6 138 000
178	5 518 000	199	6 169 000
179	5 549 000	200	6 231 000
180	5 580 000		

Pour faire le calcul des globules blancs, on peut utiliser le tableau suivant.

Supposons qu'on ait compté 7 globules blancs dans 50 carrés, le nombre des globules blancs par millimètre cube se trouve à l'intersection des deux colonnes 7 et 50, soit 4,340. Dans le cas ou l'on trouverait, par exemple, 11 globules blancs dans 50 carrés, on ajouterait au nombre correspondant à 10 globules dans la colonne 50, soit à 6200, celui qui correspond à 1 dans la même colonne, c'est-à-dire 620; le nombre cherché serait donc 6 820. Quand on comptera 12, 14, 16 globules, etc., il suffira de multiplier par 2 les chiffres qui correspondent à 6, 7, 8 globules.

TABLEAU

TABLEAU

POUR LE CALCUL DES GLOBULES BLANCS.

(Dilutions à 2 millimètres cubes de sang sur 494 de sérum.)

	40	41	42	43	44	45	46	47	48	49	50	51	52	53	54	55	56	57	58	59	60
1	775	753	737	719	703	688	672	657	644	632	620	607	595	582	573	561	551	542	533	523	514
2	1550	1506	1474	1438	1406	1376	1344	1314	1288	1264	1240	1214	1190	1164	1146	1122	1102	1084	1066	1046	1028
3	2325	2259	2211	2157	2109	2064	2016	1971	1932	1896	1860	1821	1785	1746	1719	1683	1653	1626	1599	1569	1542
4	3100	3012	2948	2876	2812	2752	2688	2628	2576	2528	2480	2428	2380	2328	2292	2244	2204	2168	2132	2092	2056
5	3875	3765	3685	3595	3515	3440	3360	3285	3220	3160	3100	3035	2975	2910	2865	2805	2755	2710	2665	2615	2570
6	4650	4518	4422	4314	4218	4128	4032	3942	3864	3792	3720	3642	3570	3492	3438	3366	3306	3252	3198	3138	3084
7	5425	5271	5159	5033	4921	4816	4704	4599	4508	4424	4340	4249	4165	4074	4011	3927	3857	3794	3731	3661	3598
8	6200	6024	5896	5752	5624	5504	5376	5256	5152	5056	4960	4856	4760	4656	4584	4488	4408	4336	4264	4184	4112
9	6975	6777	6633	6471	6327	6192	6048	5913	5790	5688	5580	5463	5355	5238	5157	5049	4959	4878	4797	4707	4626
10	7750	7530	7370	7190	7030	6880	6720	6570	6440	6320	6200	6070	5950	5820	5730	5610	5510	5420	5330	5230	5140

DU DOSAGE DE L'HÉMOGLOBINE PAR LE PROCÉDÉ DES TEINTES COLORIÉES[1].

§ 1.

L'activité physiologique de l'hémoglobine est trop connue, pour qu'il soit utile de montrer tout l'intérêt qui se rattache au dosage de cette substance dans un volume déterminé de sang.

A l'état normal, chez l'homme ainsi que chez les animaux, la quantité d'hémoglobine est sensiblement proportionnelle au nombre des globules rouges, c'est-à-dire que chez les individus d'une même espèce, les globules rouges contiennent, en moyenne et à très-peu près, la même proportion de matière colorante. Aussi a-t-on pensé que le dénombrement des hématies pourrait fournir une notion suffisamment exacte de la proportion d'hémoglobine, et inversement, Welcker, Mantegazza et d'autres auteurs ont-ils cherché à déduire du dosage de l'hémoglobine le nombre des globules rouges renfermés dans une unité de volume de sang.

Ce qui est vrai à l'état physiologique cesse de l'être dans un grand nombre de cas morbides, et en particulier dans l'anémie.

Lorsque j'entrepris des recherches anatomiques sur cette lésion du sang, je m'aperçus que, contrairement aux idées

[1] Extrait des *Archives de physiologie normale et pathologique*, n° 6, 1877.

généralement admises, les globules rouges étaient des éléments très-altérables dont le contenu en hémoglobine variait à l'état pathologique dans des proportions extrêmement étendues [1].

Il était donc bien évident que, dans ces circonstances, le nombre des hématies ne pouvait donner l'indication de la quantité d'hémoglobine contenue dans le sang.

Pour pouvoir retirer un certain profit de la numération des globules rouges dans les maladies, il fallait pouvoir placer, à côté du chiffre des hématies, la dose d'hémoglobine.

La détermination de ces deux valeurs ne donne pas la solution complète du problème soulevé par l'examen clinique du sang ; il faut encore tenir compte, ainsi que je l'ai indiqué dans mes travaux antérieurs, des altérations histologiques des hématies, en se rappelant, qu'avec des globules rouges très-altérés, le sang peut contenir une proportion relative, normale ou presque normale, d'hémoglobine.

De plus, comme, évidemment, dans certains états morbides cette dernière substance peut, sans être modifiée notablement dans son pouvoir colorant, subir des altérations chimiques plus ou moins profondes, il faudrait pouvoir pénétrer plus avant dans l'étude de la composition intime de ce produit et mesurer, par exemple, son pouvoir absorbant pour l'oxygène.

Quoi qu'il en soit de la complexité de cette question, le dosage de l'hémoglobine reste une des parties les plus importantes de l'examen du sang et je le considère, pour l'étude de l'anémie, comme le complément indispensable de la numération des globules et de la description des altérations de ces éléments. Comment exécuter ce dosage d'une manière pratique ?

Les procédés chimiques, spectroscopiques et chromométriques connus, présentaient l'inconvénient d'exiger une quantité de sang plus considérable que celle dont on peut priver les malades sans leur faire une petite saignée.

Comment, à l'aide de pareils procédés, aurait-on pu exa-

[1] *Des caractères anatomiques du sang dans les anémies.* (*Comptes rendus de l'Académie des sciences*, 3 notes, juillet 1876.) (*Voir* plus loin, p. 43.)

miner tous les jours ou plusieurs fois par semaine le sang d'une même personne? Il n'y fallait pas songer; restait à imaginer un procédé véritablement clinique.

C'est alors que j'eus l'idée de chercher à apprécier d'une manière très-précise la teinte du mélange sanguin servant à la numération des globules, de façon à substituer, comme dans les autres procédés chromométriques, la détermination du pouvoir colorant du sang au dosage direct de la matière colorante.

Cette manière d'opérer, quoique fort simple, me fournit rapidement des résultats très-nets sur l'état du sang dans l'anémie, et, en multipliant mes observations, je pus me convaincre que cette lésion est caractérisée, quelle qu'en soit l'origine, par des altérations toujours analogues des hématies, altérations dont l'une des conséquences importantes est le défaut de proportionnalité entre le nombre des globules et le pouvoir colorant du sang.

En faisant connaître, dans les notes citées précédemment[1], les notions générales que j'avais acquises sur les altérations anatomiques du sang dans les anémies, je décrivis succinctement le procédé chromométrique qui m'avait servi.

Depuis[2], à propos d'une communication sur le même sujet, faite à la Société de biologie par M. Malassez, je fis connaître ce procédé d'une manière plus complète, et en même temps j'indiquai quelques-uns des résultats qu'il m'avait permis d'obtenir, afin de rappeler que j'avais, antérieurement à cet observateur, entrepris des recherches chromométriques sur le sang[3].

1 *Voir* plus haut, p. 19.

2 *Comptes rendus de la Société de biologie*, nov. 1876 (la *Gaz. méd.* a imprimé une épreuve non corrigée).

3 L'idée de doser l'hémoglobine par la chromométrie, aussi bien à l'état sain qu'à l'état morbide, n'appartient pas plus à M. Malassez qu'à moi, mais il me paraît incontestable qu'au moment où j'ai publié mes premiers résultats sur le dosage de l'hémoglobine par un nouveau procédé clinique, on ne s'était occupé jusqu'alors, dans les nouvelles recherches sur le sang et l'anémie, que de la numération des globules.

Je crois avoir montré, le premier, à l'aide de mes observations, qu'il était indispensable de mesurer le rapport entre le nombre des globules et le pouvoir colorant du sang et de calculer ainsi la moyenne du contenu des globules en hémoglobine.

En poursuivant ces recherches je fus conduit à faire subir au procédé en question une légère modification dont je fis également part à la Société de biologie [1], mais jusqu'à présent j'ai négligé d'entrer à ce propos dans des détails suffisants.

§ 2.

Le petit appareil chromométrique dont je fais usage consiste simplement en une double cellule de verre et en une échelle de teintes coloriées.

La double cellule est formée par deux anneaux de verre de même diamètre, à surface extérieure dépolie, collés côte à côte sur une lame de verre. Ils ont été usés au niveau des points tangents, de façon à former deux petits réservoirs parfaitement semblables, séparés l'un de l'autre par une mince cloison. Chacun de ces petits réservoirs peut contenir un peu plus de 500 millimètres cubes d'eau. (Voir *fig.* ci-dessous.)

Supposons que, après avoir placé la lame de verre portant ces deux cellules sur une feuille de papier blanc, on mette dans chaque cellule 500 millimètres cubes d'eau distillée, et qu'on ajoute, dans une seule des deux, 4 ou 5 millimètres cubes de sang, on obtiendra ainsi une solution dont la cou-

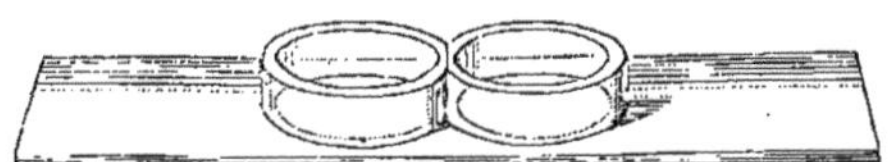

leur, vue par lumière réfléchie, tranchera nettement sur l'état incolore de la couche liquide contiguë. L'intensité de la coloration de la solution sanguine variera, évidemment, à la fois suivant la proportion de sang utilisé et suivant la richesse de ce sang en matière colorante.

On a donc ainsi une coloration dont il faut mesurer les diverses fluctuations. Si, après avoir fait la dilution du sang soumis à l'étude, on pouvait ajouter peu à peu, dans le second réservoir d'eau, du sang dont on aurait calculé d'avance le contenu en hémoglobine, il arriverait un moment où le sang étalon serait mélangé avec l'eau en quantité suffisante pour

[1] *Comptes rendus de la Société de biologie*, 16 juin 1877 (*Gaz. méd.*, n° 26).

que la seconde solution ait exactement la même teinte que la première. On en conclurait que les deux quantités de sang employées respectivement renferment la même quantité de matière colorante.

Mais cette manière d'opérer n'est pas pratique ; elle n'est guère propre qu'à montrer le principe sur lequel repose ce procédé chromométrique.

Ce principe consiste à apprécier la coloration d'une solution sanguine, en la plaçant de façon à ce qu'elle soit éclairée par lumière réfléchie.

La solution de sang étalon est remplacée dans la pratique par une série de teintes coloriées.

Les deux petits réservoirs étant remplis, l'un par une solution, à titre connu, du sang à essayer, l'autre, d'eau pure, si, au-dessous de ce dernier on fait passer successivement des rondelles de papier convenablement coloriées et de plus en plus foncées, il arrivera un moment où, vue à travers la couche de liquide, une de ces rondelles produira une coloration analogue et équivalente à celle de la solution sanguine. Ces rondelles coloriées, bien exécutées, produisent un véritable *trompe-l'œil ;* on croirait avoir, côte à côte, deux solutions colorées et les personnes qui examinent, pour la première fois, l'effet produit par cette double cellule, sont étonnées de ne pas pouvoir reconnaître le côté où se trouve le sang.

Chacune des teintes coloriées utilisées représentant une solution de sang titrée, dès qu'on a trouvé la rondelle qui correspond le mieux au mélange sanguin, le dosage de l'hémoglobine est opéré [1].

Comme il est difficile de se procurer de l'hémoglobine pure, les rondelles coloriées de l'échelle des teintes ne correspondent pas à des solutions titrées d'hémoglobine [2].

[1] Quand on a une certaine habitude de ce procédé, on peut, comme je le fais journellement, se servir d'une simple cuvette qu'on place à côté des rondelles coloriées. Cette manière d'opérer donne des résultats aussi exacts que l'emploi de la cuvette double ; mais cette dernière me paraît faciliter la recherche de la teinte concordante et, grâce aux observations bienveillantes de M. le professeur Regnauld, je lui donne aujourd'hui la préférence.

[2] Je me propose de faire prochainement la détermination de la valeur de ces teintes avec de l'hémoglobine cristallisée, préparée par la méthode d'Hoppe-Seyler.

Après m'être assuré que chez l'homme adulte et sain la quantité de matière colorante contenue dans le sang est proportionnelle au nombre des globules, j'ai pris comme étalon le globule rouge du sang humain [1].

Chaque rondelle placée au-dessous de la couche d'eau pure fait prendre à cette couche liquide une teinte équivalente à celle que donnerait à l'eau un nombre déterminé de globules.

Pour exécuter l'échelle de ces teintes coloriées, j'ai fait des solutions, en proportions variables, d'un sang dont je connaissais aussi exactement que possible le contenu en globules, et j'ai fait choix des teintes représentant d'une manière précise chacune de ces dilutions [2].

Dans l'échelle, dressée pour l'emploi de la cuvette double, les teintes ont les valeurs suivantes :

Teinte n° 1.	8 649 000	globules sains.
— n° 2.	9 730 125	—
— n° 3.	10 811 250	—
— n° 4.	11 892 375	—
— n° 5.	12 973 500	—
— n° 6.	14 054 625	—
— n° 7.	15 135 750	—
— n° 8.	16 216 875	—
— n° 9.	17 298 000	—
— n° 10.	18 379 125	—

Ces chiffres signifient que toute solution sanguine, correspondant à la teinte n° 1, contiendra une quantité d'hémoglobine égale à celle qui serait fournie par 8 649 000 globules sains, et ainsi de suite pour chaque teinte.

La manière d'employer cet appareil chromométrique est fort simple.

Le choix d'un éclairage convenable est, pour ainsi dire, l'unique condition à remplir.

1 Les examens comparatifs de sang normal donnent, d'un individu à l'autre, des différences qui ne dépassent pas la moyenne des erreurs possibles.

2 Ces teintes sont faites à l'aquarelle. Bien qu'elles soient d'une exécution facile, j'ai essayé de les faire fabriquer par un autre procédé plus sûr et plus commode, au point de vue d'une production en grand. J'espère qu'on y réussira à l'aide de la photochromie.

Nous aurons bientôt à insister sur ce point d'une manière toute particulière.

Il faut se placer de préférence dans une chambre éclairée par une seule fenêtre, tournée vers le nord ou vers l'est. L'exposition au nord est préférable en ce qu'elle permet de travailler dès le matin. On se met directement en face de la fenêtre, et à quelques mètres de distance, de façon à ce que la lumière tombe obliquement d'en haut sur les deux cellules de verre, l'une d'elles ne devant pas produire d'ombre portée sur la voisine.

La lumière la plus favorable, pour ce genre de recherches, est celle que donne un ciel couvert de nuages blancs ou légèrement gris ; la plus fâcheuse est celle qui émane d'un ciel bleu et sans nuages.

Après avoir, à l'aide de la grosse pipette, déposé dans chaque cellule 500 millimètres cubes d'eau distillée et aérée, ou même d'eau filtrée ordinaire, on ajoute dans l'une des deux quelques millimètres cubes du sang à examiner et on remue immédiatement et très-doucement le mélange, en se servant d'une petite baguette de verre et en prenant soin de ne pas projeter de liquide en dehors du petit réservoir.

Quand on fait le dosage d'un sang sain, on peut prendre de 2 à 4 millimètres cubes de sang.

Dans les cas pathologiques, il faut nécessairement employer d'autant plus de sang que l'anémie est plus intense [1], soit dans l'anémie légère, 4 millimètres cubes ; dans l'anémie de moyenne intensité, de 4 à 6 ; dans l'anémie intense (3e degré), de 8 à 12 ; dans l'anémie extrême (4e degré), de 10 à 15.

Comme souvent il est difficile de savoir d'avance dans quelle proportion doit être fait le mélange sanguin, puisque précisément il s'agit de déterminer le degré d'anémie, on prend tout d'abord une quantité insuffisante de sang, et après avoir rapidement séché la pipette, on en reprend un certain nombre de millimètrés cubes. D'ailleurs, dans l'anémie un peu intense on est toujours obligé de faire plusieurs prises de sang, la pipette ne contenant que 5 millimètres cubes.

[1] *Des degrés d'anémie*. Note lue à la Société médicale des hôpitaux. *Union médicale*, 28 et 30 avril 1877.) (*Voir* plus loin, p. 55.)

Mais il faut avoir soin de ne pas laisser, entre ces prises de sang, un intervalle dépassant 5 à 10 minutes, la dilution sanguine s'évaporant peu à peu au contact de l'air, surtout par un temps sec et chaud.

Il est important, ainsi que nous l'avons déjà fait remarquer ailleurs à propos de la numération des globules, de se procurer le sang à l'aide d'une piqûre de lancette. J'ai toujours choisi chez l'homme la pulpe des doigts, et toutes les fois qu'il était nécessaire de reprendre du sang à la même personne, à des intervalles suffisants pour permettre au sang de se coaguler dans la petite plaie, j'ai pris la précaution de faire une piqûre fraîche au lieu de comprimer la première avec force pour la faire saigner de nouveau.

Faite convenablement, cette petite piqûre de lancette n'est nullement douloureuse ; il m'est arrivé de la pratiquer chez un enfant endormi sans le réveiller.

Dès que le mélange sanguin est effectué, on place la cellule contenant l'eau pure au-dessus de l'une des teintes de l'échelle, en choisissant à peu près celle qu'on juge devoir donner le meilleur résultat. Puis on cherche la teinte concordante et, quand on croit l'avoir trouvée, pour s'assurer qu'il n'y a pas d'erreur, on examine avec soin si la teinte qui précède et si celle qui suit donnent un aussi bon résultat. Si l'une est trop faible et l'autre trop forte, celle qu'on a choisie est la plus juste.

Avec un peu d'habitude, quand la teinte de l'échelle n'est pas exactement concordante, on apprécie facilement la valeur d'une demi-teinte.

L'opération est alors terminée. Elle indique immédiatement, exprimée en globules sains, la richesse globulaire du sang examiné. Prenons un exemple. Supposons qu'on ait pris 6 millimètres cubes de sang et qu'on ait obtenu la teinte n° 4. Cette dernière représentant une dilution faite avec 11 892 375 globules sains (*Voir* le tableau, p. 23), la richesse globulaire sera par millimètre cube de

$$\frac{11\ 892\ 375}{6} = 1\ 982\ 062.$$

Mais là ne se borne pas l'examen du sang et la numération des globules vient compléter ordinairement le dosage de l'hémoglobine.

Dans l'exemple précédent, admettons que cette numération ait fourni le chiffre de 4 774 000 globules. Le mélange sanguin ayant été fait avec 6 millimètres cubes, on devra en conclure que 4 774 000 × 6, soit 28 644 000 globules renferment la même quantité d'hémoglobine que 11 892 375 globules sains.

Un globule du sang examiné sera donc représenté en moyenne par

$$\frac{11\,892\,375}{28\,644\,000} = 0,414.$$

Dans le cas choisi on aura :

Nombre des glob. rouges par mm. c. c. N = 4 774 000.
Richesse globulaire, exprimée en globules sains, R = 1 982 062.
Valeur individuelle, moyenne, d'un globule, G = 0,414.

On peut simplifier ces chiffres en ne conservant que deux décimales à celui qui représente la valeur de G, et en remplaçant les 3 derniers chiffres de la valeur R, par des zéros. A l'aide de ces données on peut dresser chaque observation sous la forme d'un graphique comprenant trois courbes N — R — G, auxquelles on en ajoute, suivant les cas, une quatrième, la courbe B exprimant les variations des globules blancs.

§ 3.

Le procédé chromométrique fort simple, qui vient d'être décrit, est suffisamment exact et sensible pour répondre aux besoins de la clinique et même aux exigences plus grandes de certaines recherches physiologiques.

C'est, certainement, lorsqu'on opère dans de bonnes conditions et avec des instruments éprouvés, le moins imparfait des procédés chromométriques, mais il ne faut pas chercher à lui faire donner plus qu'on ne peut obtenir par les méthodes de ce genre. Les résultats auxquels je suis arrivé, notamment dans l'étude de l'anémie, vérifiés un très-grand nombre de fois, ont toujours été parfaitement précis et concordants, et, au point de vue clinique, j'attire surtout l'attention sur cette manière très-rigoureuse de suivre pas à pas les modifications que font subir au sang l'emploi de certains médicaments et en particulier celui du fer [1].

Examinons d'ailleurs le degré de précision sur lequel on peut compter.

Quand on fait dans l'une des petites cellules de verre un mélange de sang normal en en prenant 2 millimètres cubes sur 500 millimètres cubes d'eau et, qu'à l'aide de feuilles coloriées un peu inégalement et non découpées en rondelles, on détermine, avec la plus grande précision, la teinte correspondant à cette solution, on voit qu'il suffit d'y ajouter $\frac{1}{16}$ de millimètre cube de sang pour qu'elle soit modifiée d'une manière appréciable.

Il en est de même pour toutes les dilutions de sang suffisamment étendues jusqu'à celle qui atteint environ la proportion de $\frac{4}{500}$ millimètres cubes. On voit donc que des dilutions de sang normal ne différant entre elles que de $\frac{1}{8000}$ [2] peuvent, lorsqu'elles sont effectuées en proportions convenables, présenter des nuances suffisamment distinctes les unes des autres pour être appréciables.

Quand les solutions sanguines sont d'une coloration plus intense, c'est-à-dire lorsqu'elles sont faites dans la proportion de 4 à 6 millimètres cubes de sang, sur 500 d'eau, il devient nécessaire d'ajouter environ, à une première dilution de sang, 1/8 de millimètre cube pour obtenir une teinte sensiblement différente de la précédente. Dans ces conditions, les dilutions sanguines varient entre elles de $\frac{1}{4000}$.

Ces épreuves montrent que la sensibilité de ce procédé d'examen par lumière réfléchie est très-grande [3]; mais dans

[1] *De l'action du fer dans l'anémie.* (*Comptes rendus de l'Académie des sciences*, nov. 1876.) (*Voir* plus loin, p. 69.)

[2] $$\frac{1}{16} = 0{,}0625, \text{ d'où } \frac{2}{500} : \frac{2{,}0625}{500} :: \frac{32}{8000} : \frac{33}{8000}$$

[3] Ce résultat n'a rien qui doive surprendre. Quand, en effet, on regarde un objet coloré et transparent par lumière réfléchie on en voit la coloration

la pratique, la détermination de nuances très-délicates est à la fois difficile et inutile. Aussi nous sommes-nous contenté, pour dresser l'échelle des teintes coloriées, de rondelles correspondant à des dilutions ne variant entre elles que de $\frac{1}{2000}$.

Après avoir fait une première dilution avec 2 de sang pour 500 d'eau pour la teinte n° 1, nous avons pris respectivement, pour les teintes suivantes et pour la même quantité d'eau (500), 2,25 de sang, puis 2,50, puis 2,75, etc.

De plus, pour ne pas atteindre des nuances trop foncées et par suite trop rapprochées les unes des autres, nous n'avons pas dépassé le n° 10, bien qu'on puisse facilement se servir d'une échelle allant jusqu'à 15 et 16.

De cette façon, la distance entre 2 teintes est tellement grande qu'il est impossible de se tromper dans le dosage de l'hémoglobine, de la valeur d'une teinte. On arrive même rapidement à apprécier la valeur d'une demi-teinte.

Mais en supposant qu'on puisse se tromper de la valeur d'une teinte, quelle serait la conséquence de cette erreur, dans la détermination du pouvoir colorant du sang?

Nous venons de voir que les dilutions ayant servi à la fabrication de l'échelle des teintes diffèrent entre elles de $\frac{1}{2000}$; mais cela n'indique pas les quantités différentes d'hémoglobine ou de globules qu'elles renferment. A cet égard le degré d'approximation est d'autant plus grand que les teintes sont plus foncées, ce qui explique pourquoi ces dernières se ressemblent plus entre elles que les teintes faibles.

En effet, la première teinte ayant été obtenue avec $\frac{2}{500}$, la seconde avec $\frac{2,25}{500}$, il y a entre les 2 premiers degrés de l'échelle une différence s'élevant à 11,11 0/0 de la quantité de sang employée, c'est-à-dire de la quantité d'hémoglobine à doser[1].

Entre la teinte n° 2 et la teinte n° 3 (l'une faite avec $\frac{2}{500}$,

augmenter d'une manière considérable (elle est à peu près doublée). L'examen des solutions sanguines par lumière réfléchie permet donc d'utiliser des liquides très-peu colorés et d'apprécier des différences de nuances trop faibles pour être perçues quand les objets sont vus par transparence.

1 $$\frac{0,25}{2,25} = \frac{x}{100}, \text{ d'où } x = \frac{2500}{225} = 11,11.$$

l'autre avec $\frac{2,50}{500}$), la différence sera de 10 0/0 de la quantité d'hémoglobine à doser.

Entre les autres teintes successives, les différences sont de plus en plus petites, soit :

Entre les n° 3 et n° 4.	9,09	0/0
— n° 4 et n° 5.	8,33	—
— n° 5 et n° 6.	7,69	—
— n° 6 et n° 7.	7,14	—
— n° 7 et n° 8.	6,66	—
— n° 8 et n° 9.	6,25	—
— n° 9 et n° 10.	5,88	—

On voit donc qu'en se trompant d'une teinte (ce qui est certainement l'erreur maxima) on commettra dans la détermination du pouvoir colorant une erreur variant de 11,11 0/0 à 5,88 0/0 de la quantité d'hémoglobine à doser.

Comme nous représentons cette quantité d'hémoglobine en globules sains, il est bon d'exprimer ces écarts en richesse globulaire. Dans l'échelle des teintes, telle qu'elle est exécutée, l'écart d'un numéro à l'autre est représenté par l'addition, à la dilution primitive, de 1 081 125 globules sains.

L'erreur vraie et définitive que l'on commet dans chaque détermination chromométrique est représentée par ce nombre de globules, divisé par la quantité de sang employée. Ainsi, les 11 0/0 qui séparent dans nos précédentes appréciations la teinte n° 2 de la teinte n° 1, seront représentés par $\frac{1081125}{2}$ si nous avons employé 2 millimètres cubes de sang, par $\frac{1081125}{3}$ si nous en avons employé 3, et ainsi de suite. De sorte que plus nous aurons employé de millimètres cubes de sang, plus l'erreur exprimée en globules sains sera faible. C'est pourquoi elle est moins forte, comme nous l'avons déjà fait voir, lorsque les dilutions de sang se rapprochent des teintes foncées de l'échelle. Remarquons encore que, dans les cas d'anémie, la quantité de sang prise pour obtenir les mêmes teintes, étant 2, 3, 4 et 5 fois plus forte qu'avec du sang normal, il en résulte que l'erreur relative restant la même, l'erreur absolue, exprimée en globules sains, devient 2, 3, 4 et 5 fois plus faible qu'à l'état sain.

Exemple. — Avec un sang normal j'obtiens la teinte n° 1 en prenant 2 millimètres cubes de sang. Si, commettant une erreur, je trouve la teinte n° 2 (au lieu de 1) le chiffre représentant cette erreur en globules sains sera $\frac{1081125}{2} = 540\,562$. Avec un sang pathologique, en prenant $\frac{4}{500}$ millimètres cubes de sang je devrais obtenir, je suppose, la teinte n° 1 ; mais je fais la même erreur, je trouve la teinte n° 2. L'écart dans ma détermination rapportée au millimètre cube se traduira par

$$\frac{1081125}{4} = 270281.$$

Les erreurs absolues sont donc entre elles comme les quantités de sang prises, les erreurs relatives restant respectivement entre les n°s 1 et 2, de 11,11 0/0 de la quantité de globules à doser.

Le procédé donne donc la même approximation dans l'anémie qu'à l'état sain, ce qui est très-important au point de vue pratique.

Les erreurs supposées dans les exemples précédents sont grossières et certainement plus grandes que celles qui sont commises réellement lorsqu'on opère avec soin. Pour en diminuer l'importance, je conseille de faire des dilutions sanguines se rapprochant le plus possible des 4 derniers degrés de l'échelle, c'est-à-dire des n°s 7, 8, 9 et 10. — En procédant ainsi, lorsqu'on a pris l'habitude d'apprécier le pouvoir colorant à une demi-teinte près, ce qui est facile, les erreurs relatives n'atteignent plus que 3 0/0 environ de la richesse globulaire à déterminer. Ce degré d'exactitude est suffisant, et, en tout cas, ainsi que nous le montrerons bientôt, très-supérieur à celui que fournissent les autres procédés chromométriques utilisables en clinique.

La seule objection sérieuse qu'on puisse faire valoir contre l'emploi d'un tel procédé, objection qui d'ailleurs est la même pour tous les autres dosages chromométriques, c'est que les teintes des dilutions sanguines varient d'une manière très-notable avec l'éclairage. Mais il s'agit là plutôt d'une difficulté que d'une cause d'erreur.

Pour arriver à surmonter cette difficulté, il est utile de se rendre un compte exact des effets produits par les variations de l'éclairage.

Dans l'impression produite par un objet coloré, deux éléments principaux sont à considérer : le *ton* et la *valeur*.

Le ton correspond aux nuances infinies qui peuvent résulter de la combinaison des différentes couleurs ; la valeur est une question d'intensité.

Deux teintes d'un ton différent peuvent avoir la même valeur, si elles ont la même intensité. Mais le même objet coloré subit des modifications de ton et de valeur, suivant la manière dont il est éclairé.

En général, les solutions de sang dissous, faiblement et moyennement colorées, offrent une teinte orangé-rouge.

Lorsque le ciel est couvert, et que la lumière solaire est plus ou moins blanche, cette teinte tire sur le rouge, et le rouge est d'autant plus prédominant que la lumière est plus blanche.

Au contraire, quand avec un ciel sans nuages, la lumière devient bleue, la teinte des solutions sanguines est rendue d'autant plus jaune verdâtre que le bleu du ciel est plus intense [1].

Mais les rondelles coloriées servant d'étalon ne subissent pas de modifications correspondantes. Certes, leur ton est influencé également par les variations de la lumière ambiante, mais dans une proportion infiniment moindre que celui des solutions sanguines. Aussi, lorsque l'échelle des teintes a été exécutée par un temps couvert, c'est-à-dire dans la gamme orangé-rouge, est-on obligé, lorsqu'on opère par un ciel bleu, de comparer du jaune avec du rouge. C'est alors que la seconde qualité de l'objet coloré devient prédominante ; l'opération consiste à établir une concordance *de valeur* entre le mélange sanguin et les teintes coloriées.

J'ai cherché à remédier à cet inconvénient réel par l'emploi d'un diaphragme de verre dépoli ; j'ai même fait construire une sorte de boîte destinée à renfermer l'appareil chromométrique et à ne laisser pénétrer que de la lumière tamisée par

[1] Cet effet est dû au pouvoir absorbant que possède un liquide coloré pour certains rayons lumineux.

un verre dépoli. Ces dispositions sont restées à peu près infructueuses. Le verre dépoli affaiblit l'éclairage sans en modifier la nature ; quand le ciel est bleu, il laisse passer de la lumière bleue, et par suite il ne corrige pas d'une manière sensible le ton jaune du mélange sanguin.

On obtient un meilleur effet en se servant d'un store de tissu blanc léger ; mais ce moyen lui-même est quelquefois insuffisant. Aussi ai-je fabriqué pour mon usage deux échelles de teintes, l'une dans la gamme orangé-rouge, l'autre dans la gamme orangé-jaune, ce qui me permet de faire des dosages chromométriques quel que soit l'état du ciel.

Le second facteur avec lequel il faut compter est l'intensité de l'éclairage. Tout le monde sait que lorsqu'on regarde un objet coloré quelconque en pleine lumière, sa valeur n'est pas la même que lorsqu'on l'examine à l'ombre. Plus obscur est l'endroit dans lequel il est placé et plus sa valeur paraît accentuée. Il y a donc encore là une cause d'erreur à éviter.

On y parvient facilement en disposant la table de travail à une certaine distance de la fenêtre ou en se garantissant par un écran des rayons lumineux horizontaux.

D'ailleurs, les cuvettes de verre étant dépolies sur leur surface extérieure, les liquides qui y sont contenus ne sont traversés horizontalement que par une lumière d'une intensité modérée. De plus, l'intensité de l'éclairage fait varier dans le même sens la valeur de la teinte du sang dissous et celle de la rondelle coloriée vue à travers une couche de liquide. Aussi, lorsqu'on a soin de se tourner, le matin vers le nord, ou l'après-midi vers le nord ou l'est indifféremment, est-il facile de se mettre à l'abri des erreurs ressortissant à l'intensité variable de l'éclairage.

Les teintes que j'ai fait exécuter pour M. Nachet sont justes de ton par un ciel couvert et par un éclairage doux, d'intensité moyenne ; elles correspondent aux conditions le plus souvent réalisées à Paris [1].

[1] Nous attirerons encore l'attention sur un dernier point. La teinte des mélanges sanguins se modifie d'une façon très-sensible suivant la nature et la couleur de la surface réfléchissante. Quand on promène la petite cuvette remplie de sang dissous sur des papiers blancs de nature différente, on s'aperçoit très-bien de cette influence relativement considérable.

Il est donc indispensable de se servir toujours, comme surface réfléchis-

En résumé, on voit que cette méthode de dosage chromométrique est loin d'être d'une certitude absolue et que son emploi nécessite un certain nombre de précautions. Nous ne nous faisons sous ce rapport aucune illusion, et cependant nous attachons au procédé des teintes coloriées une réelle importance à cause de son extrême simplicité et de son application facile à la clinique.

Après avoir montré les petites difficultés de son maniement, il est juste de reconnaître ses avantages.

En se servant toujours des mêmes instruments, en opérant les examens successifs, relatifs à un même cas, dans des conditions aussi analogues que possible, les résultats qu'on obtient sont très-précis et parfaitement comparables entre eux.

Ajoutons qu'au point de vue clinique, le dosage chromométrique de l'hémoglobine est plus précieux à lui seul que la numération des globules, et que les renseignements qu'il fournit sur la richesse globulaire vraie sont d'une connaissance plus importante dans l'anémie que celle du chiffre des hématies.

En effet, ainsi que je l'ai dit ailleurs, certains malades anémiés ont un nombre de globules égal ou même supérieur à celui des individus sains, tandis que la proportion d'hémoglobine (richesse globulaire) est très-inférieure à la normale.

Si dans les cas de ce genre, cas d'ailleurs extrêmement communs, on voulait s'en tenir à l'une des deux méthodes d'examen du sang, c'est donc sans hésitation au procédé chromométrique qu'il faudrait donner la préférence.

A lui seul il permet d'apprécier le degré d'anémie d'une manière très-suffisamment exacte.

Prenons comme exemple un fait fréquemment noté dans mes observations. L'échelle des teintes a été exécutée de telle sorte que le n° 9 correspond à 4 millimètres cubes d'un sang normal, mais peu riche en globules. Pour obtenir cette même teinte avec le sang d'une personne anémique ayant à peu près le même nombre de globules, ce n'est pas 4 millimètres cubes de sang qu'il faudra prendre, mais bien 8, 10 et parfois

sante, du même papier. J'ai choisi à cet effet un Wathman moyennement fort d'un beau blanc, facile à remplacer dès qu'il est taché.

12 millimètres cubes. Voilà, je pense, une bien grande différence.

Eh bien, supposons que dans les examens ultérieurs on ne se préoccupe plus du nombre des globules, n'est-il pas évident qu'on sera certain de l'existence d'une amélioration sensible lorsque cette même teinte n° 9, réclamant d'abord l'emploi de 12 millimètres cubes, sera donnée successivement par 11 millimètres cubes, puis par 10, etc., et enfin par 4? Or, c'est là ce qui arrive lorsque les malades sont en voie de guérison, et à lui seul, le dosage chromométrique permet de suivre pas à pas ces importantes modifications.

Ceux qui voudront se livrer à ces recherches pourront facilement vérifier les faits de cet ordre, et si j'insiste sur la portée pratique du procédé des teintes coloriées, c'est que, malgré ses défauts, il me paraît plus sensible et plus correct que tous les autres procédés cliniques.

§ 4.

Je me suis trop étendu sur les imperfections du petit appareil que je propose, pour qu'il ne me soit pas permis de faire l'examen critique des procédés analogues.

Je n'ai pas à m'occuper ici des méthodes de laboratoire qui exigent l'emploi d'un ou de plusieurs centimètres cubes de sang, ou l'intervention d'une substance difficile à obtenir et à conserver, telle que l'hémoglobine cristallisée, ou bien encore l'usage d'appareils coûteux et d'un maniement difficile (spectroscopes plus ou moins compliqués). Je tiens à rester ici sur le terrain de la clinique.

A ce point de vue, il y a lieu d'examiner l'avantage qu'on pourrait retirer des procédés de dosage du sang par transparence, en choisissant parmi ces procédés ceux qui n'exigent pour fonctionner que quelques millimètres cubes de sang [1].

Lorsque j'ai commencé à m'occuper du dosage de l'hémoglobine, j'ai cru que l'instrument connu sous le nom de

[1] *Voir* sur les diverses méthodes de dosage de l'hémoglobine le mémoire de M. Malassez dans lequel l'auteur n'a omis que les nouveaux essais d'analyse quantitative de cette substance à l'aide du spectroscope. (*Arch. de physiol* n° 1, p. 1, 1877.)

colorimètre et construit par M. Duboscq pourrait rendre quelques services.

J'ai entrepris d'assez nombreux essais avec cet appareil dont le principe me paraissait assez ingénieux et, malgré mes efforts, les résultats que j'ai atteints ont été très-imparfaits.

Il me semble utile cependant de rapporter brièvement ces essais, pour bien montrer les difficultés que l'on rencontre dans la détermination du pouvoir colorant des liquides examinés par transparence.

Le colorimètre de M. Duboscq, particulièrement employé dans l'industrie des sucres, est destiné à doser la quantité de matière colorante contenue dans une solution par la mesure de l'épaisseur d'une couche de liquide, vue par transparence.

Dans cet instrument, on compare entre eux deux liquides contenant la même matière colorante, mais dans des proportions différentes ; le liquide le plus riche donne sous une faible épaisseur la même valeur de teinte que le liquide le moins riche, vu sous une épaisseur plus grande. Le rapport entre les deux épaisseurs de liquide donnant la même teinte indique la dose de matière colorante contenue respectivement dans les liquides à essayer.

L'appareil se compose de deux réservoirs cylindriques de verre, destinés à recevoir les solutions colorées, solutions dont l'épaisseur est rendue variable par le jeu d'un cylindre mobile, plus petit, fermé à sa partie inférieure par un disque de verre. Au-dessous de ces cylindres, on a disposé un miroir qui éclaire les solutions colorées par lumière transmise. Au-dessus se trouve une sorte de lunette qui, par un jeu de prismes, ramène les teintes fournies par les deux réservoirs dans le même oculaire, de façon à ce que chacune d'elles occupe respectivement la moitié de cet oculaire, divisé en deux par la ligne de contact des deux prismes.

Cette juxtaposition des deux images colorées dans le même oculaire constitue la disposition principale de ce « colorimètre », et c'est à cause des garanties d'exactitude qu'elle présente que j'ai tenté avec insistance l'emploi de cet instrument.

Pour le dosage de l'hémoglobine on peut adopter deux procédés principaux : 1° comparer une solution de sang faite dans des proportions convenables et connues avec un étalon dont les variations de valeur peuvent indiquer la dose d'hémoglobine ; 2° comparer à un étalon invariable des dilutions de sang faites en proportions définies et dont les variations d'épaisseur pour atteindre la valeur de l'étalon indiquent les quantités respectives de matière colorante.

1er *procédé.*— C'est celui qui exige le moins de sang et dont l'application aux recherches cliniques serait le plus facile.

Pour le mettre en œuvre, nous avons supprimé d'un côté le grand cylindre et mis la solution sanguine dans le petit. De cette façon nous pouvions opérer avec des dilutions analogues à celles dont nous nous servons dans le procédé des teintes coloriées.

Comme liquide étalon, destiné à être placé dans le grand cylindre et dont les épaisseurs variables devaient indiquer la dose de l'hémoglobine, nous avons essayé plusieurs liquides différents.

Tout d'abord nous avons tenté l'emploi de solutions d'hémoglobine titrées, en nous servant d'hémoglobine Crinon (qui n'est tout simplement que de la poudre de sang desséché).

Nous avons employé le mélange suivant :

Glycérine, } āā 100 grammes.
Eau distillée, }
Carbonate de soude pur, 1.
Hémoglobine Crinon, 1.

On obtient très-facilement de la sorte une solution transparente possédant un pouvoir colorant assez intense. Mais, vu dans le colorimètre, ce liquide offre une teinte très-manifestement plus jaune que celle de la solution de sang, et l'appréciation du pouvoir colorant du sang donne des résultats très-incertains.

On réussirait sans doute beaucoup mieux en employant de l'hémoglobine aussi pure que possible, obtenue par cristallisation. Mais cette hémoglobine est d'une préparation difficile, ne réussissant, on le sait, qu'en hiver; elle se conserve peu de temps et par conséquent elle ne pourrait servir qu'à établir une bonne graduation de l'instrument, si l'on parvenait, d'autre part, à fabriquer une solution colorée dont la valeur serait très-exactement définie par comparaison avec une solution titrée de cette hémoglobine. Après avoir échoué avec l'hémoglobine Crinon, j'ai essayé comme liquide étalon le picro-carmin étendu d'eau et de glycérine avec ou sans addition d'éosine.

Il n'est pas impossible, à l'aide de tâtonnements, d'arriver à faire un liquide ayant presque exactement la même teinte que les solutions sanguines, mais alors la sensibilité de l'instrument n'est pas suffisante, car on peut ajouter une assez notable quantité de sang sans produire une différence dans les deux teintes qu'on compare.

D'autre part, quand on croit avoir obtenu une concordance aussi juste que possible entre les deux teintes vues dans l'oculaire, il suffit de modifier l'éclairage pour que cette concordance cesse d'exister. Je me suis aperçu ainsi que, dans cet instrument, la question du ton des teintes comparées avait une grande importance; elle prime la question de valeur, cette dernière étant très-imparfaitement appréciée à cause de la disposition adoptée pour l'éclairage. Il suffit de déplacer l'instrument et de lui donner une obliquité plus ou moins grande pour changer immédiatement la concordance des teintes, et lorsque, dans le cours d'une même observation, le ciel s'assombrit ou s'éclaircit, les degrés primitivement trouvés deviennent inexacts. Quelle confiance pourrait-on donc accorder à des examens successifs dans des conditions forcément variables? L'interposition de verre dépoli entre le miroir et les cylindres de verre ne modifie pas ces variations dues à l'éclairage. Pour l'examen des liquides par transparence, le degré de transparence, et par suite la valeur de la teinte, dépendant en partie de l'intensité de la source lumineuse, il faudrait avoir un éclairage toujours le même et toujours égal des deux côtés.

2e *procédé.* — Pour mettre ce procédé en pratique, on fait varier les hauteurs de la solution sanguine jusqu'à ce que la teinte fournie par cette solution concorde avec celle que donne un étalon fixe dont la valeur est empiriquement déterminée. Afin d'employer le moins de sang possible, j'ai fait faire un cylindre aussi étroit que le permet la construction de l'appareil, et malgré cela il m'a fallu prendre jusqu'à 20 et 25 millimètres cubes de sang sain pour obtenir une teinte convenable, ce qui obligerait à prendre jusqu'à 200 millimètres cubes de sang dans certains cas d'anémie. C'est donc un procédé à peine clinique.

Comme étalon j'ai essayé successivement un verre de couleur, une préparation faite avec du papier de soie trempé dans du picro-carmin, un quartz taillé convenablement et placé entre 2 prismes Nicol (procédé indiqué par M. Andrieux pour la recherche de la fuchsine dans les vins) [1].

Il me paraît inutile d'entrer dans le détail de ces expériences : les résultats obtenus ont été moins précis encore que ceux qui m'avaient été donnés par le premier procédé.

J'étais déjà familiarisé avec l'examen des solutions sanguines par transparence, lorsque M. Malassez[2] fit connaître un nouveau chromomètre dans lequel une solution sanguine est comparée avec un liquide étalon, précisément comme dans la première des dispositions précédentes du colorimètre de M. Duboscq.

L'appareil de M. Malassez mérite un examen attentif, car, pouvant fonctionner avec une faible quantité de sang, il est parfaitement applicable à l'examen des malades.

On en pourra lire la description détaillée dans les *Arch. de phys.* (*loc. cit.*, p. 34). Contentons-nous de rappeler qu'il consiste essentiellement en un petit réservoir à faces parallèles, rempli de sang dilué, réservoir qu'on examine par transparence et dont on compare la teinte à celle que donne un prisme contenant une sorte de gelée colorée à l'aide de picro-carmin.

Après avoir percé un écran de deux trous de 5 millimètres de diamètre et peu distants l'un de l'autre, on a disposé derrière l'un des trous le réservoir contenant le sang, et derrière l'autre le prisme, qui, mû par une crémaillère, présente successivement au niveau du trou des épaisseurs différentes.

Toute la manœuvre consiste à trouver une position dans laquelle le prisme donne la même teinte que la dilution sanguine.

[1] A. Gautier, *la Sophistication des vins*, Paris, 1877.
[2] *Loc. cit.*, p. 34.

Nous ferons remarquer tout d'abord que, malgré le soin avec lequel l'auteur a fabriqué le liquide coloré renfermé dans le prisme, le mélange picro-carminé a toujours une couleur plus jaune que les solutions de sang. Il faut donc comparer un liquide jaune avec une solution tirant plus ou moins sur le rouge, et s'habituer par conséquent dans cette comparaison à tenir compte uniquement de la *valeur* des deux teintes. Or l'une des couches liquides, celle du sang, a toujours la même épaisseur, les valeurs variables qu'elle présente correspondent à une proportion plus ou moins grande de matière colorante, tandis que l'autre couche de liquide, contenant une quantité de matière colorante invariable, ne change de valeur que suivant l'épaisseur sous laquelle elle est examinée. Il résulte de cette disposition que suivant l'intensité de l'éclairage, la même solution sanguine pourra correspondre à des épaisseurs variables du prisme. C'est déjà là une cause d'erreur, et cette cause d'erreur est loin d'être annulée par l'interposition d'un diaphragme de verre dépoli.

Mais cet inconvénient est le moindre de la méthode; le point qui laisse le plus à désirer nous paraît être, en effet, la graduation de l'instrument.

Pour obtenir les degrés de son échelle, M. Malassez a introduit dans son petit réservoir des solutions de sang de chien variant entre elles d'un millième, soit, pour le 1er degré, une solution composée en volume de 0,5 de sang pour 100 d'eau, pour le second degré une solution de 0,6 de sang pour 100 d'eau, etc.

S'ensuit-il que les degrés du chromomètre ne diffèrent entre eux que de $\frac{1}{1000}$?

Il est impossible de s'en tenir à cette appréciation.

On doit, comme nous l'avons fait pour le procédé des teintes coloriées, rapporter les écarts entre les diverses teintes aux diverses quantités de sang employées.

En procédant ainsi on obtient les chiffres suivants :

Entre le 1er	et le 2e	degrés,	soit entre	5	et 6.	. .	16,66 0/0
—	2e	3e	—	—	6	7. . .	14,28
—	3e	4e	—	—	7	8. . .	12, 5
—	4e	5e	—	—	8	9. . .	11,11

entre le 5e et le 6e degrés, soit entre	9 et	10. . .	10 0/0
— 6e	7e —	—	10	11. . .	9,09
— 7e	8e —	—	11	12. . .	8,33
— 8e	9e —	—	12	13. . .	7,69
— 9e	10e —	—	13	14. . .	7,14

Cela veut dire qu'en se trompant de 1 degré, par exemple entre le 7 et le 8, l'erreur équivaudra aux 12,5 0/0 de la quantité d'hémoglobine à doser.

Mais quelle est la valeur de l'étalon d'où l'on déduit cette quantité d'hémoglobine à doser ?

Les degrés du chromomètre ne représentent que les teintes variables fournies par un sang plus ou moins dilué. M. Malassez a cru pouvoir traduire ces intensités de teintes en poids respectifs d'hémoglobine.

Pour cela il a employé la méthode détournée que voici. Après avoir déterminé la capacité respiratoire du sang d'un chien, qui, mélangé au 100e, donnait un certain degré du chromomètre, il a calculé la quantité d'hémoglobine que devait théoriquement contenir un pareil sang, et un simple calcul de proportion lui a fourni la valeur des autres degrés de son échelle.

Heureuse idée que ce calcul de proportion, car, quelque faux que soit le point de départ, on doit forcément obtenir ainsi une série de poids variant entre eux dans la même proportion que les volumes de sang.

Cependant, en dressant pour les poids donnés par M. Malassez un tableau analogue à celui que nous venons d'établir pour les volumes, nous obtenons le résultat suivant :

entre le 1er et le 2e degrés, soit entre	5 et	6	17,24 0/0
— le 2e et le 3e — — —	6	7	13,43
— le 3e et le 4e — — —	7	8	12,98
— le 4e et le 5e — — —	8	9	10,46
— le 5e et le 6e — — —	9	10	10,41
— le 6e et le 7e — — —	10	11	9,33
— le 7e et le 8e — — —	11	12	7,82
— le 8e et le 9e — — —	12	13	8
— le 9e et le 10e — — —	13	14	6,71

En comparant ce tableau au précédent on voit que par

malheur il s'est glissé des inexactitudes assez grandes dans ce calcul de proportion ; mais c'est là une simple erreur de chiffres. Revenons au principe de cette graduation compliquée.

Si ce principe était exact, on devrait obtenir, en faisant fonctionner ce chromomètre, des poids d'hémoglobine proportionnels aux quantités de sang employées.

Prenons donc l'instrument tel qu'il est gradué et mettons-le à l'épreuve.

Après avoir fait un premier mélange en prenant 1/2 de sang pour 100 d'eau, soit à $\frac{1}{200}$, j'ai trouvé que cette dilution correspondait à la division 5, 5 du chromomètre. — Puis j'ai fait un second mélange en prenant 2 fois autant du même sang, c'est-à-dire à $\frac{1}{100}$, et le degré obtenu a été 9. Or, la division 5, 5 correspond d'après l'échelle des poids à 0 millig., 053 ; une quantité double de sang devrait donc donner un numéro correspondant à un poids double, c'est-à-dire à 0,106. Mais nous avons trouvé le n° 9 et celui-ci ne représente en poids que 0,086. Il aurait fallu obtenir la teinte n° 11 pour trouver le poids de 0,106. L'écart qui s'est produit entre nos deux déterminations pour le même sang est donc d'environ 23 0/0.

Cette expérience, plusieurs fois renouvelée, m'a toujours donné des résultats analogues, même lorsque je me suis servi de sang de chien.

Elle montre que la proportionnalité établie entre les poids d'hémoglobine ne correspond pas à celle des volumes de sang, par suite, probablement, de l'inexactitude du point de départ relatif aux poids [1].

Mais comme nous ne savons pas de combien les poids d'hémoglobine, empiriquement déterminés, diffèrent des poids réels, il est impossible d'apprécier l'importance des erreurs commises, et de calculer, même par à peu près, la valeur des résultats ainsi obtenus.

Que deviennent alors les prétentions de l'auteur relative-

[1] Ce défaut de rapport ne serait pas sensiblement modifié si l'on corrigeait les erreurs, relativement faibles, commises dans le calcul de proportion relatif aux poids.

ment à la détermination en poids de la richesse des globules en hémoglobine, non-seulement chez l'homme, mais chez les animaux ?

Nous laissons le soin de conclure à ceux qui, comme nous, se livreront à un examen attentif de cette méthode.

Nous ne pensons pas cependant que l'appareil de M. Malassez soit beaucoup plus défectueux que les autres chromomètres, et il est probable qu'il pourrait donner des résultats meilleurs si sa graduation était fondée sur un principe moins attaquable[1].

M. Malassez a pensé que la proportion moyenne d'hémoglobine contenue dans le globule humain était une unité trop arbitraire, et cependant, en l'absence de dosage direct de l'hémoglobine, c'est la seule valeur qui ne nous paraisse pas trompeuse. Elle est de plus d'un emploi très-pratique, en liant forcément dans les observations la notion de qualité avec celle de nombre.

Quand on dit que des globules altérés ne valent plus que 0,60, 0,50, 0,40, etc., on sait que 100 globules du sang malade ne valent respectivement que 60, 50 ou 40 globules sains. Ces chiffres n'ont peut-être pas le même attrait que des millioniêmes de millioniêmes de grammes, ils n'en sont pas moins pour cela très-significatifs.

[1] On pourrait d'ailleurs graduer ce chromomètre ainsi que le nôtre à l'aide de solutions titrées d'hémoglobine cristallisée, préparée par la méthode d'Hoppe-Seyler.

DES CARACTÈRES ANATOMIQUES DU SANG DANS LES ANÉMIES.

Première note[1].

Dans cette première Note, nous ne nous occuperons que des caractères histologiques des globules rouges dans les anémies.

Les globules rouges ont été étudiés au point de vue de leurs dimensions, de leur forme et de leur couleur.

I. *Dimensions.* — A) *Sang normal.* — Le sang normal contient constamment des globules de dimensions diverses. On peut distinguer, à ce point de vue, trois variétés de globules: les grands, les moyens, les petits. Les grands ont un diamètre moyen de $8^{\mu},5$; les plus grands atteignent $8^{\mu},8$ (en chiffre rond 9^{μ}). Les moyens ont $7^{\mu},5$ de diamètre; les petits $6^{\mu},5$ et les plus petits du sang normal 6^{μ}.

On compte, en général, sur 100 globules : 75 moyens, 12 grands et 12 petits, ce qui donne, pour le diamètre moyen des globules du sang parfaitement normal, $7^{\mu},5$ [2].

B) *Sang des anémiques.* — Il faut distinguer l'*anémie*

[1] Extrait des *Comptes rendus de l'Académie des sciences*, 3 juillet 1876.

[2] Cette inégalité dans les diamètres des hématies existe chez tous les animaux; elle est extrêmement prononcée chez les singes, chez ceux au moins qu'on a eu la complaisance de me laisser examiner au Jardin d'acclimatation. Elle constitue, croyons-nous, la principale cause d'erreur à éviter lorsqu'on veut déterminer exactement le diamètre moyen des hématies. Dans la plupart des cas, chez les animaux bien portants, il y a compensation entre les petits globules et les grands, de sorte que la moyenne vraie est précisément, comme chez l'homme, celle des globules moyens.

aiguë résultant de la perte subite d'une quantité importante de sang des *anémies chroniques* qui durent depuis un certain temps ou s'accentuent d'une manière progressive.

Dans l'anémie aiguë, les dimensions des globules restent normales ; il en est sensiblement de même du rapport entre les variétés de ces éléments.

Au contraire, dans les anémies chroniques ayant acquis une certaine intensité, les dimensions moyennes des globules sont toujours modifiées. Ces modifications sont le résultat : 1° de la présence dans le sang d'éléments dont le diamètre est anomal ; 2° d'une altération plus ou moins appréciable dans la proportion des diverses variétés de globules.

1° Le sang des anémiques contient presque toujours un certain nombre de globules plus petits que les plus petits globules du sang normal. Le diamètre de ces petits éléments varie de $2^{\mu},2$ à 6^{μ} ; les petits globules ne mesurant que $2^{\mu},2$ à $2^{\mu},5$ sont rares et toujours peu nombreux, tandis qu'il est fréquent d'en trouver un bon nombre mesurant $3^{\mu},3$; $3^{\mu},8$; 4^{μ} ; 5^{μ}. Les plus communs sont ceux qui mesurent de $4^{\mu},5$ à 6^{μ}.

Dans les mêmes circonstances et presque aussi fréquemment, on trouve des globules plus volumineux que ceux du sang normal. Ces éléments, qu'on pourrait appeler *globules géants*, ont des caractères tout particuliers. Ils mesurent en moyenne 10 à 12^{μ} ; mais j'en ai trouvé de plus larges encore, atteignant 14^{μ}. Leur forme est régulièrement discoïde, comme celle des éléments normaux ; mais ils sont moins nettement aplatis au centre et beaucoup moins épais que les globules sains. D'ailleurs les globules des anémiques, quel que soit leur diamètre, paraissent souvent moins nettement excavés et moins épais que les globules normaux.

2° Les rapports que nous avons signalés plus haut entre les globules grands, moyens et petits dans le sang normal, sont, dans le sang des anémiques, plus ou moins profondément modifiés. Presque toujours, en effet, on constate dans ce dernier sang une abondance insolite de globules moyens et petits, parmi lesquels il existe une proportion plus ou moins forte de plus petits globules que les plus petits du sang normal.

La proportion des globules géants étant toujours très-faible (de 1/2 à 4 0/0), ces modifications de diamètre produisent un résultat important, en quelque sorte fondamental, que nous formulerons ainsi :

Dans tous les cas d'anémie chronique d'une certaine intensité, la moyenne des dimensions globulaires est toujours inférieure à la normale. Elle peut tomber à 7µ ; 6µ,8 ; 6µ,5 et même 6µ [1].

Cette diminution du diamètre moyen entraîne un amoindrissement correspondant de la masse formée par les globules, ce qui revient à dire que chez les anémiques, pour un même nombre de globules, le volume de la masse globulaire est sensiblement moindre. En ne tenant pas compte de l'amincissement des globules des anémiques, et en prenant comme épaisseur générale des globules qu'on supposerait non aplatis au centre le chiffre de 1µ,5, on peut calculer approximativement la diminution de la masse globulaire chez les anémiques.

Le globule normal, ayant en moyenne 7µ,5, représente une masse d'environ.. 66µ c.c.
Le globule de 7µ a pour volume environ............... 57µ c.c.
Celui de 6µ,5 — .... 49µ c.c.
Celui de 5µ — .... 42µ c.c.

En conséquence, dans l'anémie, lorsque le diamètre moyen des éléments tombe à 7µ, 100 globules correspondent en volume à environ 80 globules sains; lorsqu'il descend à 6µ,5, 100 globules ne valent plus que 75 globules normaux ; enfin, lorsque ce diamètre n'est plus que de 6µ (ce qui est rare), 100 globules ne représentent plus que 65 globules sains.

II. *Forme.* — En général les globules altérés des anémiques éprouvent des déformations plus ou moins notables qui semblent indiquer un défaut de consistance. Les défor-

[1] Les globules géants atteignant 12µ et les dépassant, éléments dont il est ici question, sont effectivement rares; mais on trouve très-fréquemment chez les anémiques une augmentation dans le nombre des grands globules dont le diamètre peut atteindre alors jusqu'à 10µ. Ces grands globules, dont la proportion peut s'élever à 15, 20, 25, 30 0/0, n'entraînent que très-exceptionnellement une augmentation dans la moyenne des dimensions des hématies.

mations portent particulièrement sur les globules moyens et petits. Lorsqu'elles sont peu accentuées, les globules, au lieu d'être parfaitement circulaires, prennent une forme ovalaire allongée. Quand elles sont très-prononcées, elles donnent aux hématies des apparences très-variables qui sont comparables aux formes d'un bâtonnet, d'une raquette, d'un corps ovalaire étiré en pointe à l'une de ses extrémités ou aux deux, etc.

III. *Couleur.* — Outre les modifications précédentes, les globules rouges des anémiques présentent souvent un affaiblissement plus ou moins marqué de leur teinte propre.

Cette diminution de coloration porte rarement sur tous les globules ; elle atteint de préférence ceux qui sont déformés ou dont les dimensions sont anomales. Elle est constante et très-marquée dans les globules géants, de sorte que ces éléments sont à la fois volumineux, amincis et d'une très-faible teinte. Ils ont de plus un aspect finement granuleux, indiquant une altération profonde [1].

La proportion des globules pâles est très-variable suivant les échantillons de sang. Tantôt on note cette altération dans quelques globules seulement, soit dans 10 à 20 0/0 ; dans d'autres cas la décoloration est appréciable dans la plupart des globules et ceux qui ont une teinte normale sont rares. Enfin on observe communément dans les anémies anciennes et profondes une diminution plus ou moins notable de la couleur des globules dans tous ces éléments sans exception.

Bien que ces observations aient eu pour objet des cas d'anémie d'origines très-diverses (*chlorose, pertes de sang répétées, cachexie paludéenne, anémie saturnine, cachexie cardiaque, cachexie cancéreuse, tuberculose,* etc.), nous n'avons trouvé aucune altération globulaire spéciale à telle ou telle variété d'anémie. Les recherches précédentes établissent donc, en résumé, que dans toutes les anémies chroniques, quelle qu'en soit l'origine, les globules rouges sont altérés dans leur volume, leur couleur et leur consistance ;

[1] Les globules géants ainsi altérés sont très-rares. Dans la plupart des cas les globules rouges hypertrophiés, grands et même géants, ne diffèrent des autres que par la taille. Il sont souvent comme eux plus ou moins décolorés et déformés, mais leur disque reste homogène et biconcave.

que, pour un nombre donné de ces éléments, la masse globulaire est non-seulement moins considérable que celle d'un nombre correspondant de globules normaux, mais encore que cette masse amoindrie contient moins de matière colorante qu'une masse équivalente de globules sains.

Ainsi nous disions tout à l'heure que, relativement au volume, 100 globules d'un sang anémique ne valaient souvent que 75 globules normaux ; il faut ajouter qu'au point de vue de leur richesse en matière colorante ils ne correspondent qu'à 50 ou même à 25 globules sains.

Ce dernier fait sera mis plus nettement en évidence dans nos Communications ultérieures.

Deuxième note[1].

L'examen anatomique du sang doit, pour être complet, comprendre : 1° l'étude histologique des éléments ; 2° la détermination de la couleur ou du pouvoir colorant du sang ; 3° la numération des éléments dans un volume connu.

Après avoir décrit dans une première note les caractères histologiques des globules rouges dans les anémies, nous résumerons dans celle-ci les résultats de nos recherches sur le pouvoir colorant du sang.

Dans les études anatomiques entreprises sur les anémies, on s'est préoccupé surtout, jusqu'à présent, de la numération des éléments du sang, et l'on croit généralement que cette opération permet d'apprécier très-exactement le degré de l'anémie. Cependant, d'après les faits rapportés dans notre précédente note, il est évident que, du moment où les globules rouges sont altérés, tout procédé tenant uniquement compte de leur nombre est imparfait. Nous mon-

[1] Extrait des *Comptes rendus de l'Académie des sciences*, 10 juillet 1876.

trerons même que la numération fournit souvent des résultats qui sont en contradiction formelle avec l'état réel des malades. Il est donc nécessaire de chercher à évaluer par un autre moyen la proportion de substance globulaire active contenue dans le sang, c'est-à-dire la proportion d'hémoglobine.

L'hémoglobine étant la seule matière colorante du sang (car on peut négliger la faible matière colorante du plasma), il suffit, pour atteindre le but que nous indiquons, de déterminer exactement la couleur de ce liquide ou mieux son *pouvoir colorant*.

On entend par pouvoir colorant du sang l'intensité de coloration que peut produire, dans une certaine quantité de liquide, un volume de sang déterminé.

C'est Johann Duncan qui, le premier, croyons-nous, eut l'idée, en 1867, d'étudier le pouvoir colorant des globules à l'aide de solutions de sang salées. Les recherches fort intéressantes de cet auteur, faites sur la chlorose, le conduisirent à penser que, dans cette maladie, les globules éprouvent individuellement des altérations, et que chacun d'eux contient moins d'hémoglobine qu'à l'état normal [1]. Duncan fit de cette lésion des globules rouges un caractère propre à la chlorose.

Nous avons repris cette étude, en nous servant de nouveaux procédés et en étendant ce genre de recherches à toutes les anémies.

Afin de rendre la détermination du pouvoir colorant du sang facile et expéditive, nous utilisons le mélange sanguin préparé pour la numération des globules. Après avoir pris la goutte nécessaire pour faire cette numération, on verse le mélange sanguin dans une cellule de verre, formée par un anneau de verre blanc collé sur une lame également de verre

[1] D'autres auteurs avaient déjà fait des études chromométriques du sang, mais J. Duncan (*Beiträge zur Path. u. Ther. der Chlorose, Sitzb. d. k. Akad. d. Wissensch.*, II *Abth, April-Heft*, 1867) paraît être le premier qui ait cherché à déterminer ainsi le degré de décoloration des hématies. Il compara le sang de trois chlorotiques à celui de trois femmes saines, tant sous le rapport du pouvoir colorant que du nombre des hématies. Mais il opéra sur du sang extrait à l'aide de sangsues et fit le dénombrement des globules d'une manière très-grossière, de sorte que les résultats qu'il obtint peuvent être considérés comme fort peu probants.

blanc. En appliquant cette sorte de cuvette sur une feuille de papier écolier ordinaire, la couche de sang dilué qu'elle contient présente une teinte particulière, qui varie nécessairement suivant la richesse du sang en hémoglobine.

Comme, d'autre part, on a fabriqué à l'aquarelle un certain nombre de rondelles coloriées du même diamètre que la cellule de verre et représentant une échelle de teintes aussi analogues que possible à celles des divers mélanges sanguins, il ne reste plus qu'à déterminer, par comparaison, à quelle teinte correspond la couleur du mélange contenu dans la petite cuvette.

Au premier abord, ce procédé ne paraît pas être très-rigoureux, et, à la vérité, il est loin d'être sans défaut; mais il a l'avantage de n'exiger qu'une goutte de sang et par conséquent de pouvoir être mis en pratique, sans aucun inconvénient, chez tous les malades. De plus, l'expérience m'a démontré qu'il est d'une précision parfaitement suffisante, ce qui tient surtout à la netteté des différences de coloration qu'il s'agit d'apprécier.

Nous ajouterons que nous avons essayé en vain de nous servir de l'instrument d'optique appelé *colorimètre* et qu'on utilise particulièrement dans l'industrie des sucres. Ce colorimètre nécessiterait l'emploi d'une certaine quantité de sang, qu'il faudrait se procurer par la saignée. Il ne serait donc pas applicable aux recherches cliniques, et cet inconvénient ne serait probablement pas compensé par une exactitude plus grande [1].

Après avoir obtenu une échelle de teintes, il restait à déterminer la valeur de chaque teinte. Nous avons choisi comme point de départ, comme étalon en quelque sorte, la plus forte coloration que puisse donner chez l'adulte le sang du bout du doigt : c'est la teinte que présente habituellement le sang veineux. Nous avons eu ainsi le n° 1 de notre échelle, c'est-à-dire celui qui correspond à la proportion d'hémoglobine la plus forte du sang normal.

Nous appelons R la quantité d'hémoglobine et nous posons $R = 1$ pour représenter le maximum de matière colorante

[1] *Voir* plus haut, p. 35 et suiv., l'examen de cette question.

contenue dans le sang normal. Ce maximum correspond à 6 millions de globules sains par millimètre cube[1].

En faisant varier nos dilutions de sang normal dans des proportions convenables, nous avons pu estimer la valeur de chacune de nos teintes par rapport à 1. De plus, en faisant, comme contre-épreuve, la numération des globules dans chaque dilution, nous avons pu inscrire, à coup sûr, à côté de la valeur de chaque teinte par rapport à 1, le nombre correspondant de globules normaux.

L'examen du sang, fait d'après ces principes et par ce procédé, chez plusieurs individus sains et un grand nombre de malades, nous a permis d'arriver aux principales conclusions suivantes :

La quantité d'hémoglobine contenue dans le sang varie, à l'état pathologique, dans des proportions considérables. Soient, comme nous l'avons posé plus haut, R la quantité d'hémoglobine et 1 la valeur de R dans le sang le plus riche. La quantité d'hémoglobine, soit R, peut osciller de 1 à $\frac{1}{1,5}$, c'est-à-dire 0,66, sans qu'il y ait anémie.

A l'état normal, on trouve le plus souvent $R = 0,85$ ou 0,90.

L'anémie commence lorsqu'on trouve $R < \frac{1}{1,5}$.

Quand on embrasse tous les degrés et toutes les variétés d'anémie dans un tableau d'ensemble, on voit que R varie de $\frac{1}{1,5}$ à $\frac{1}{8}$, soit de 0,66 à 0,125, ce qui constitue un vaste champ d'oscillations, dans lequel on peut trouver toutes les proportions intermédiaires entre les deux chiffres extrêmes.

Dans les anémies profondes, la quantité d'hémoglobine contenue dans le sang est donc environ huit fois moins forte qu'à l'état normal[2].

[1] La richesse relative du sang en hémoglobine, que nous représentons ici par une valeur calculée d'après un maximum physiologique égal à 1, est plus avantageusement estimée dans la pratique par le nombre correspondant de globules sains. C'est sous cette dernière forme que nous avons noté la richesse relative du sang en hémoglobine dans nos communications ultérieures. (*Voir* plus haut *du Dosage de l'hémoglobine par le procédé des teintes coloriées*.)

[2] Nous verrons plus loin (*des Degrés d'anémie*) que, dans les cas d'anémie extrême et mortelle, la quantité relative d'hémoglobine peut tomber beaucoup plus bas. Elle peut être environ 15 à 18 fois moins forte que celle du maximum physiologique servant de base à nos calculs.

N'ayant pas observé de mort par anémie, il nous est actuellement impossible d'indiquer le minimum de la valeur de R, c'est-à-dire la proportion d'hémoglobine qui cesserait d'être compatible avec la vie.

Dans les anémies de moyenne intensité, R oscille entre $\frac{1}{2}$ et $\frac{1}{4}$, soit entre 0,50 et 0,25.

Cela posé, lorsqu'on met en regard de la richesse du sang en hémoglobine le nombre des globules rouges, on obtient des valeurs qui sont loin d'être proportionnelles, et ce rapprochement permet d'apprécier l'importance de l'altération individuelle des globules. C'est sur ce dernier point que portera notre prochaine communication.

Troisième note [1].

Nombre des globules rouges. — Pour compter les éléments du sang, je me suis servi de la petite cellule décrite par M. Nachet et par moi dans les *Comptes rendus* du 26 avril 1875. En prenant certaines précautions indispensables, on obtient facilement avec ce petit appareil le nombre des globules que renferme 1 millimètre cube de sang, sans s'exposer à commettre une erreur relative dépassant 1,5 pour 100.

A) *Sang normal.* — Le nombre des globules rouges varie, à l'état normal, dans des proportions assez grandes d'un individu à l'autre ; mais chez le même individu, placé dans des conditions identiques, les oscillations dans le nombre de ces éléments sont extrêmement faibles. Chez l'homme adulte bien portant, de 20 à 40 ans, examiné le matin à jeun, le sang du bout du doigt contient en moyenne 5 500 000 glo-

[1] Extrait des *Comptes rendus de l'Académie des sciences*, 17 juillet 1876.

bules rouges par millimètre cube. Pour établir cette moyenne, nous avons choisi des personnes vigoureuses, dans un état de santé aussi satisfaisant que possible. Parmi nos chiffres, le plus fort est de 6,100,000, le plus faible de 5 060 000. On peut donc dire que, chez l'adulte bien portant, le nombre des globules du sang capillaire est de 5 à 6 millions.

Chez les individus d'une santé plus faible, la moyenne est sensiblement moins élevée ; elle est d'environ 4 600 000.

Nombre d'individus qu'il est impossible de considérer comme étant malades, mais qui se fatiguent facilement et éprouvent constamment quelques malaises, possèdent cette dernière moyenne.

B) *Sang des anémiques.* — Dans la grande majorité des cas, le sang des anémiques contient moins de globules rouges qu'à l'état normal.

Quand l'anémie est très-intense, le nombre des globules est toujours peu élevé, surtout lorsque cette anémie a suivi une marche rapide. Les chiffres les moins élevés que nous ayons trouvés sont : 1 182 750 (cas d'anémie paludéenne) et 1 000 000 (cas de *purpura hemorrhagica*) [1].

Dans les anémies de moyenne intensité, le nombre des globules rouges est quelquefois peu différent du chiffre normal ; il peut même lui être supérieur. Ainsi, nous avons trouvé, parfois, environ 6 millions de globules rouges et souvent de 5 à 5,5 millions.

Chez les anémiques, le nombre des globules varie fréquemment, et souvent d'une manière très-accentuée, d'un jour à l'autre. Il se produit à certains moments des globules nouveaux qui apparaissent en quelque sorte par poussées ; mais ces éléments sont petits, pâles, incomplétement développés ; leur évolution ne paraît pas s'accomplir d'une manière physiologique.

Rapport entre le nombre des globules rouges et le pouvoir colorant du sang dans les anémies. — Tandis qu'à l'état normal, même chez les individus d'une santé faible, le pouvoir colorant du sang est proportionnel au nombre des

[1] *Voir* plus loin (*des Degrés d'anémie*) les chiffres que nous avons trouvés depuis dans des cas plus graves.

globules rouges, dans les anémies chroniques on trouve constamment *un défaut de concordance entre le nombre de ces éléments colorés et le pouvoir colorant du sang ;* c'est-à-dire que le pouvoir colorant est toujours inférieur, dans une proportion plus ou moins grande, à celui que donnerait au sang un nombre égal de globules normaux.

Ce fait essentiel confirme d'une manière évidente les conclusions que nous avons tirées de l'étude histologique des globules. Il est, en effet, le résultat des altérations de ces éléments, et les écarts plus ou moins grands qui existent entre le nombre des globules et le pouvoir colorant donnent exactement la mesure de ces altérations.

D'une manière générale, le défaut de concordance entre ces deux valeurs est moins accentué dans les anémies profondes, avec diminution du nombre des globules, que dans les anémies d'intensité moyenne dans lesquelles le nombre des globules est élevé.

Les altérations des hématies n'étant pas aussi développées chez tous les malades, il est fréquent de trouver dans la même maladie, la chlorose, par exemple, pour des chiffres de globules très-différents, le même pouvoir colorant. Et comme, d'autre part, chez le même malade, ces mêmes altérations des globules sont plus ou moins prononcées suivant les moments, les fluctuations signalées précédemment dans le nombre de ces éléments sont loin de correspondre à des oscillations équivalentes du pouvoir colorant.

Chez les malades en voie de guérison, le pouvoir colorant du sang augmente d'une manière progressive, malgré les variations dans le nombre des globules.

La guérison n'est réelle et complète que lorsqu'il y a, pendant quelque temps, concordance entre le nombre des globules et le pouvoir colorant. A ce moment il existe souvent dans le sang moins de globules qu'à certaines époques de la maladie ; mais l'état du sang devient sensiblement stationnaire, comme chez les individus sains.

Bien que cette Communication ait pour unique objet les globules rouges, nous croyons important de faire remarquer que les altérations de ces éléments ne sont accompagnées d'aucune modification correspondante des globules blancs [1]. Nous sommes convaincu, d'après nos nombreux examens du sang, que les globules blancs et les globules rouges sont des éléments tout à fait différents, qui n'ont sans doute entre eux aucune espèce de parenté.

En résumé, l'étude anatomique des globules rouges, faite en tenant compte à la fois des caractères histologiques, du pouvoir colorant et du nombre de ces éléments, conduit aux résultats généraux suivants :

1° Les globules rouges sont des éléments très-altérables ;

2° Il résulte de leurs altérations, dans les anémies chroniques, que l'affaiblissement de la couleur ou du pouvoir colorant du sang et le défaut de concordance entre ce pouvoir colorant et le nombre des éléments colorés sont les deux seuls caractères essentiels et fondamentaux de l'anémie ;

3° Que, si dans les anémies la masse totale du sang reste la même qu'à l'état normal, ce qui nous paraît vrai pour la plupart des cas, la détermination du pouvoir colorant donne seule la mesure exacte du degré d'anémie ;

4° Il est utile de distinguer, en physiologie pathologique, les modifications qui se rapportent à la formation ou génération des globules de celles qui appartiennent à l'évolution de ces éléments.

En effet, dans les anémies d'intensité moyenne, la formation des globules, loin d'être ralentie, est souvent plus active qu'à l'état normal ; les globules sont atteints dans leur évolution propre qui devient incomplète ou anomale. Il faut que l'anémie soit profonde pour qu'on observe à la fois un ralentissement dans la formation des globules rouges et une évolution pathologique de ces éléments.

[1] Cette remarque ne peut s'appliquer naturellement qu'à l'anémie dite essentielle ou spontanée n'ayant pas dépassé une certaine intensité. Il est clair que dans un grand nombre d'anémies symptomatiques, et que même dans les anémies profondes déterminant un état cachectique, on trouvera des modifications plus ou moins prononcées des globules blancs.

DES DEGRÉS D'ANÉMIE.

Note lue à la Société médicale des hôpitaux de Paris dans la séance du 8 avril 1877[1].

Les différents états pathologiques décrits sous le nom d'*anémies* sont loin d'avoir tous la même origine et la même signification. Le lien commun qui les a fait ranger sous cette dénomination consiste en une altération particulière du sang. Mais cette altération n'est pas toujours la même, et, pour la désigner, on s'est servi, suivant les variétés qu'elle peut présenter, des termes *aglobulie*, *oligaimie, hydrémie*, etc. Parmi ces modifications, celle qui porte le nom d'aglobulie ou d'anémie globulaire est la plus importante et la mieux définie. Aussi, en anatomie pathologique, les mots anémie et aglobulie sont-ils devenus synonymes.

Depuis les beaux travaux d'Andral et de M. Gavarret, on sait que l'aglobulie est caractérisée par une diminution dans le poids des globules rouges. C'est une lésion anatomique fréquente, ne tardant pas à se réaliser, ainsi que M. G. Sée l'a fait voir dans son livre important sur le sang et les anémies, toutes les fois que, dans une maladie, il existe un trouble dans le fonctionnement des organes formateurs du sang.

Dans certains cas, cette lésion est pour ainsi dire à l'état isolé; elle constitue la seule modification du sang, et même la seule lésion appréciable de l'organisme. C'est pourquoi on

[1] Extrait de l'*Union médicale* (troisième série), 28 et 30 avril 1877.

a admis un groupe de maladies auxquelles on a donné le nom d'*anémies spontanées*.

Sans discuter ici les opinions concernant ces prétendues anémies spontanées, nous ferons remarquer que, dans maintes circonstances, l'aglobulie est manifestement consécutive à des lésions d'organes, et que, de plus, elle se combine fréquemment avec d'autres adultérations du sang.

C'est comme fait anatomique commun à ces divers états pathologiques que nous envisagerons l'aglobulie, en nous restreignant à l'étude de la forme chronique.

Jusque dans ces derniers temps, l'altération du sang dans l'anémie n'a guère été étudiée qu'au point de vue chimique. La diminution du poids des globules secs ou humides a été rattachée, par presque tous les auteurs, à un abaissement correspondant dans le nombre des globules rouges. On a considéré ces éléments comme sensiblement fixes, et, sans y regarder de bien près, on a pensé que, en ce qui les concerne, l'aglobulie était affaire de nombre et non de qualité. D'ailleurs, lorsque la chimie a voulu pénétrer dans l'intimité de l'altération du sang, elle a trouvé dans les globules une augmentation de la proportion de fer (C. Schmidt).

A côté de ces travaux chimiques, des recherches d'un autre ordre ont contribué également à accréditer ces notions sur l'anémie. Welcker, dont les mémoires sur le sang offrent un grand intérêt, considérait le nombre des globules comme proportionnel à la teneur du sang en hémoglobine, et c'est sur ce principe qu'il a fondé son analyse chromométrique[1]. Il voulait remplacer la laborieuse méthode de numération, imaginée par Vierordt[2], par l'appréciation du pouvoir colorant du sang, et déduire le nombre des globules rouges de la richesse de ce liquide en hémoglobine.

Depuis, malgré les progrès accomplis en chimie et les efforts tentés pour appliquer l'analyse spectrale au dosage de l'hémoglobine, la question de l'anémie est restée à peu près stationnaire, et l'inaltérabilité des globules a été considérée par presque tous les auteurs comme un fait en quelque

1 Welcker, *Blutkörperchenzählung und farbeprüfende Methode* (*Prager Vierteljahrs.*, t. IV, 1854).

2 Vierordt, *Arch. f. phys. Heilk.*, t. XI, 1852.

sorte acquis à la science. Aussi, les observateurs qui ont trouvé des altérations microscopiques de ces éléments ont-ils voulu en faire le caractère d'un état pathologique particulier.

Cependant, Johann Duncan[1], en 1867, s'était déjà préoccupé de rechercher l'état des globules. Son travail, fondé sur l'examen du sang de trois chlorotiques, conclut à l'existence d'une lésion des globules particulière à la chlorose. Malheureusement, le procédé employé par cet auteur était fort imparfait, et les résultats qu'il a annoncés n'ont guère été pris en considération[2].

Je ne fais pas un historique complet. J'indique seulement quelles étaient les idées généralement admises au moment où MM. Potain et Malassez ont attiré de nouveau l'attention sur la numération des globules du sang. Ce sont ces idées qui paraissent les avoir guidés dans leurs recherches, et M. Malassez a cru pouvoir mesurer l'intensité de l'aglobulie à l'aide du dénombrement des globules rouges[3].

A partir de cette époque toute contemporaine, l'étude de l'anémie a pu être reprise d'une manière plus pratique. Les analyses chimiques ne pouvaient donner qu'une connaissance imparfaite de cette importante lésion. Il restait à déterminer l'évolution de l'altération du sang, ses degrés, ses modifications d'un jour à l'autre, soit sous l'influence des causes morbides, soit sous l'influence de la médication, ses variétés anatomiques et les rapports de ces variétés avec leurs causes.

Évidemment, pour résoudre un tel problème dans toutes ses parties, il était nécessaire de posséder une méthode simple, facile à appliquer journellement et suffisamment expéditive pour que l'examen du sang pût être renouvelé un grand nombre de fois. C'est en poursuivant les recherches inaugurées par Vierordt et Welcker que ce but a été atteint.

L'*examen clinique* du sang par les procédés que j'ai fait connaître ailleurs est essentiellement anatomique. Il com-

[1] Johann Duncan, *Beiträge zur Pathologie und Therapie der Chlorose* (*Sitzb. d. k. Akad. d. Wissensch.*, II Abth., 1867).

[2] *Voir* plus haut, p. 48.

[3] *Voir*, entre autres travaux sur ce point, les résultats de la numération des globules rouges dans l'anémie rhumatismale, par M. Malassez. Art. RHUMATISME, par M. E. Besnier (*Dict. encycl. des sciences méd.*, 1876).

prend trois opérations principales : 1° l'étude du sang pur ; 2° la numération des globules dans une unité de volume de sang ; 3° le dosage de l'hémoglobine par un procédé chromométrique auquel on pourrait donner le nom de procédé *des teintes coloriées.*

Pour pratiquer ces opérations, et c'est là précisément ce qui donne à ces recherches un caractère véritablement clinique, il suffit d'une petite piqûre faite au bout du doigt avec la pointe d'une lancette, piqûre à l'aide de laquelle on obtient facilement quelques gouttes de sang.

Ces divers examens permettent de constater dans le sang un très-grand nombre de caractères anatomiques et microchimiques. Au point de vue de l'aglobulie, il faut déterminer les dimensions, la forme, la couleur et les principales réactions des globules rouges; puis calculer le nombre des globules dans une unité de volume (1 mm. cc.), et mesurer la moyenne des dimensions globulaires en tenant compte des proportions que présentent dans le sang les différentes variétés de globules ; enfin, faire le dosage de l'hémoglobine.

En examinant par ces procédés le sang d'un très-grand nombre de malades, j'ai pu faire l'étude des caractères généraux de l'aglobulie. Mes recherches ont porté tant sur les anémies dites spontanées que sur toutes ou presque toutes les maladies s'accompagnant d'aglobulie, soit sur la chlorose, les anémies par hémorrhagies, les anémies par dyspepsie et alimentation insuffisante ; les anémies paludéennes, saturnines; celles du rhumatisme, des convalescences ; les anémies par cachexies tuberculeuse, cancéreuse, cardiaque, rénale ; la leucocythémie, l'adénie, etc.

De l'ensemble de ces recherches j'ai pu tirer une conclusion générale touchant les caractères anatomiques du sang dans l'aglobulie chronique, et cette conclusion est précisément en opposition avec les idées que je viens de rappeler brièvement.

On peut la formuler ainsi :

Dans toutes les anémies chroniques d'une certaine intensité, la diminution de la richesse globulaire du sang se traduit par un abaissement du pouvoir colorant, hors de proportion avec la diminution du chiffre des globules. En d'autres termes, il existe constamment des altérations plus ou moins profondes des globules rouges. Ces éléments ne sont pas atteints uniquement dans leur nombre, ils subissent aussi, et on peut dire surtout, des altérations qualitatives.

L'anémie ou aglobulie chronique n'est donc pas caractérisée par une production insuffisante de globules rouges. C'est aussi et avant tout un état pathologique dans lequel ces éléments n'évoluent pas d'une manière normale.

Ces notions générales sur les caractères anatomiques du sang des anémiques sont loin d'épuiser le sujet en question. Mais avant d'aborder l'étude des différentes variétés d'aglobulie, ce qui réclamerait un nombre considérable d'observations, je me propose, dans cette note, de compléter l'exposé sommaire de mes recherches sur la lésion anatomique, en essayant d'en préciser les *différents degrés*.

L'aglobulie est une lésion dont l'intensité est extrêmement variable; à peine notable dans certains cas, dans d'autres elle acquiert un développement excessif, fatal, et, entre ces deux termes extrêmes, elle offre un nombre incalculable de nuances intermédiaires. Cependant cette vaste échelle d'évolution présente des échelons, et il est indispensable de connaître très-exactement les caractères propres à chacun de ces degrés, afin de pouvoir déterminer l'importance de la lésion et d'apprécier les modifications que peuvent lui imprimer, soit les causes morbides, soit la médication à laquelle les malades sont soumis.

Les degrés de l'anémie ne doivent pas être délimités d'une façon arbitraire, et nous prendrons pour base de nos divisions les caractères anatomiques qui correspondent à des états pathologiques de plus en plus graves. C'est à la fois l'anatomie pathologique et la clinique qui nous guideront.

L'examen anatomique du sang nous fournit à cet égard divers éléments d'appréciation dont il faut avant tout saisir la valeur respective. Au lieu du poids des globules secs ou humides donné par l'analyse chimique, on obtient la richesse (R) du sang en hémoglobine. Cette détermination se fait en comparant le sang pathologique plus ou moins étendu d'eau avec les teintes que donne le sang normal à différents degrés de dilution. Ce dernier sang contenant une quantité d'hémoglobine proportionnelle au nombre des globules, on peut par cette comparaison évaluer la richesse globulaire d'un sang altéré quelconque en un nombre correspondant de globules sains. C'est l'état sain qui sert en quelque sorte d'étalon pour mesurer les valeurs pathologiques. Plus tard, lorsque la chimie aura déterminé exactement le contenu des globules sains en hémoglobine, il sera facile de traduire ces appréciations en valeurs représentant le poids ou le volume de l'hémoglobine. Connaissant d'une part le nombre des globules, et d'autre part le pouvoir colorant du sang exprimé par un nombre de globules sains, il est clair que le rapport entre ces deux termes indiquera la teneur individuelle des globules en hémoglobine.

Supposons, par exemple, que le sang d'une personne anémique contienne 4 millions de globules et que cette quantité de globules fournisse la teinte correspondant à 2 millions de globules sains. La richesse globulaire du sang anémique ne sera exprimée que par 2 millions, et la valeur individuelle des globules sera 2/4, soit 1/2, ce qui veut dire que les globules du sang altéré ne contiendront que la moitié d'hémoglobine renfermée dans des globules sains. Cette valeur individuelle des globules (que je représente habituellement par G) indique bien nettement l'existence d'altérations globulaires dans l'anémie; mais il ne faudrait pas croire qu'elle soit constamment proportionnelle à ces altérations.

J'ai décrit ces dernières dans un autre travail, et je n'y reviendrai pas ici; mais je rappellerai qu'elles consistent essentiellement en des modifications de volume, de couleur et de forme, et qu'elles atteignent d'une façon irrégulière et inégale les différents globules.

Le chiffre G indique uniquement la moyenne du contenu de ces éléments en hémoglobine; et, dans certains cas où les globules sont très-altérés, cette moyenne peut néanmoins se rapprocher de la normale.

On voit souvent, en effet, surtout dans les anémies intenses, à côté de globules petits, des globules plus grands que ceux du sang normal, et quelquefois la moyenne des dimensions des globules du sang anémique dépasse celle des éléments du sang sain; par suite, le contenu en hémoglobine de ces éléments pathologiques peut se rapprocher du taux normal.

Il faut donc, dans l'appréciation des degrés d'anémie, tenir compte des altérations globulaires telles qu'elles sont révélées par l'examen direct du sang.

Les éléments d'appréciation des degrés d'anémie disposés par ordre d'importance sont donc : 1° la richesse (R) du sang en hémoglobine exprimée en nombre de globules sains; 2° les altérations des globules; 3° le chiffre réel des globules (N) fourni par la numération; 4° la valeur individuelle des globules (G), laquelle prend rang la dernière, puisqu'elle résulte du rapport entre les deux valeurs déjà connues, R et N.

Cela posé, la première question qui se présente est celle de savoir à quel moment commence l'anémie.

Malgré son apparente simplicité, cette partie du problème est précisément la plus difficile à résoudre.

En nous fondant sur la clinique, nous ne considérons comme anémiques que les sujets éprouvant des troubles fonctionnels évidemment liés à l'état de leur sang.

Bien que la moyenne de la richesse globulaire du sang soit, chez les individus robustes, de 5 millions 1/2 de globules, on peut trouver des chiffres notablement inférieurs dans des cas où la santé est à peu près correcte. Certains individus peu robustes (dyspeptiques, diathésiques) ont un nombre de globules au-dessous du chiffre normal, sans présenter néanmoins des symptômes appréciables d'anémie.

On peut, chez eux, ne compter que 4 millions de globules; mais alors, et c'est là un point important à faire remarquer, ces éléments sont sains, et, par suite, la richesse du sang en matière colorante est sensiblement proportionnelle au nombre des globules.

Au contraire, quelques malades présentent tous les symptômes de l'anémie bien que la richesse de leur sang en hémoglobine soit égale ou même supérieure à 4 millions de globules sains[1], et, dans ces circonstances, les globules sont altérés; le nombre réel de ces éléments est notablement su-

[1] Je n'ai encore observé cette particularité que chez des chlorotiques en traitement et incomplètement guéris.

périeur à celui qui exprime en globules sains le pouvoir colorant du sang.

Ce fait intéressant montre bien l'importance qu'on doit attribuer aux altérations qualitatives des hématies.

Premier degré, anémie ou aglobulie légère. — Ces différences individuelles étant connues, on peut admettre que l'anémie est, en général, constituée comme état pathologique cliniquement appréciable lorsque la richesse (R) du sang en hémoglobine est exprimée par un chiffre inférieur à 4 millions de globules sains.

Le premier degré d'anémie est caractérisé par des valeurs de cette richesse (R), variant de 4 millions à 3 millions environ. Au point de vue des altérations globulaires, on trouve à ce degré d'anémie, et à ce degré seulement, deux catégories de faits distincts.

Dans un premier groupe, les globules sont sains ou à peine altérés; les valeurs de R et de G sont alors sensiblement proportionnelles.

Dans un second groupe de faits, les globules étant au contraire plus ou moins altérés, le nombre de ces éléments est supérieur à celui qui exprime la richesse globulaire du sang.

La valeur individuelle des globules (G) peut varier alors de 0,90 à 0,70 (1 représentant la valeur d'un globule sain), tandis qu'à l'état normal, même chez les personnes d'une faible santé, cette valeur tombe rarement au-dessous de 0,90.

L'anémie légère peut donc exister sans lésion des globules. D'après quelques-unes de mes observations, je pense que cette forme d'aglobulie appartient à certains états morbides plutôt qu'à d'autres, et je me propose de revenir plus tard sur ce point fort intéressant sous le rapport du diagnostic et du traitement, car ce sont surtout les aglobulies avec altérations globulaires qui sont justiciables des préparations ferrugineuses.

Le *second degré d'anémie, anémie d'intensité moyenne, aglobulie modérée*, est caractérisé par le développement considérable des altérations globulaires. Il existe alors constamment un défaut de proportionnalité entre le nombre des globules et le pouvoir colorant du sang. Les valeurs exprimant la richesse globulaire en globules sains varient de 3 millions à 2 millions environ.

Mais l'altération des globules est tellement grande qu'il n'est pas rare, malgré cet appauvrissement du sang, de trouver un chiffre réel de globules aussi élevé ou même plus élevé qu'à l'état normal. Ce chiffre est d'ailleurs très-variable, parce que l'altération des globules est loin de présenter toujours les mêmes caractères.

Celle-ci consiste habituellement dans la présence, dans le sang, d'une grande proportion de petits globules, parmi lesquels on compte une quantité plus ou moins grande de globules nains, d'où résulte que la moyenne des dimensions globulaires est plus petite qu'à l'état normal. De plus, les globules sont plus ou moins décolorés, et ces deux causes réunies abaissent notablement la valeur (G) individuelle des globules.

Mais il n'est pas rare d'observer, chez certains malades, une forte proportion de grands globules, dont quelques-uns atteignent les dimensions des globules géants, et dans ces conditions, malgré la présence dans le sang d'une assez forte proportion de petits éléments, la dimension moyenne des globules se rapproche de l'état sain. Néanmoins, ces globules étant décolorés, leur pouvoir colorant est affaibli, et la valeur individuelle des hématies (G) reste toujours notablement au-dessous du taux normal. Les préparations du sang offrent alors un aspect des plus caractéristiques. Les globules sont d'une inégalité de diamètre des plus frappantes : on aperçoit, à côté les uns des autres, des globules de dimensions extrêmes, et entre eux de nombreux intermédiaires.

On comprend ainsi que, à ce degré d'anémie, on puisse rencontrer des types de sang assez différents, et cela s'observe souvent d'un individu à l'autre dans la même maladie, la chlorose par exemple.

Malgré ces différences individuelles, au fond la lésion du sang a toujours le même caractère fondamental, et elle a constamment pour résultat un écart plus ou moins marqué entre le nombre des éléments et la richesse du sang en matière colorante.

Il faut ajouter, en outre, qu'il est fréquent de voir se produire, dans les altérations, des fluctuations assez notables d'un jour à l'autre, fluctuations dues à des variations plus ou moins grandes dans les dimensions moyennes des globules et dans le degré de leur décoloration. Remarquons encore que, malgré ces fluctuations, la richesse globulaire varie peu : l'augmentation dans le nombre des globules coïncidant avec un abaissement des dimensions de ces éléments, et la diminution du nombre, au contraire, avec une élévation de ces dimensions globulaires[1].

Dans cette anémie de moyenne intensité, les chiffres exprimant le nombre réel des globules varient dans des limites fort étendues, soit de 5 500 000 à 3 000 000 environ. Il n'est pas rare de trouver des chiffres aussi élevés que chez les personnes bien portantes, et, en cas semblable, on voit très-souvent, au moment de la guérison, les globules devenir moins nombreux.

La valeur (G) individuelle des globules peut, à ce degré d'anémie, descendre à 0,30, ce qui veut dire que, pour obtenir, par les procédés chromométriques, la teinte correspondant à un sang sain ayant le même nombre de globules, il faut environ trois fois plus de sang malade que de sang sain.

Je considère, quant à présent, cette évaluation de G à 0,30 comme un minimum ; c'est l'expression de la plus forte diminution de pouvoir colorant notée dans mes observations. Les différents chiffres exprimant la valeur de G sont compris, pour ce degré d'anémie, entre 0,30 et 0,80.

Troisième degré d'anémie, anémie ou aglobulie intense. — Lorsque l'aglobulie devient plus profonde, les globules sont de moins en moins nombreux. En même temps, les caractères de ces éléments se modifient. La moyenne de leurs dimensions se rapproche de l'état normal; quelquefois, elle l'égale ou même la dépasse. Les altérations des globules n'ont cependant pas disparu; mais la proportion des petits globules est plus faible, tandis qu'au contraire les grands éléments sont relativement plus nombreux. Parmi ceux-ci, il en

[1] Ces résultats sont la conséquence du mode d'évolution des globules. (Voir *Note sur la nature et la signification des petits globules rouges. Comptes rendus de l'Acad. des sciences*, mai 1877.) Cette note est publiée plus loin, p. 104.

est toujours quelques-uns de géants, et souvent même ces grands éléments sont très-nombreux.

De même que les globules petits et nains caractérisent l'anémie de moyenne intensité, de même les grands et les géants appartiennent spécialement à l'anémie intense. Toutefois, cette loi n'est vraie que d'une façon générale, c'est-à-dire que, chez certains malades atteints d'anémie moyenne, la proportion des grands globules est plus élevée que celle des petits, tandis que, chez d'autres, bien que l'anémie soit intense, le nombre des petits est, au contraire, supérieur à celui des grands.

Sous le titre d'anémie intense, je comprends les cas dans lesquels l'anémie peut être poussée à un haut degré sans que la vie soit compromise par le fait même de cette altération du sang.

Il est vraiment remarquable, au point de vue physiologique, que le sang puisse subir une perte aussi considérable de globules sans que l'existence des malades soit compromise.

Une de mes observations d'anémie intense est très-instructive sous ce rapport. C'est celle d'un ancien militaire qui resta anémique à la suite de voyages multiples dans les pays chauds, où il fut à plusieurs reprises atteint de fièvre intermittente.

Au moment où je l'observai, six ans après son retour en France, il n'avait que 1 950 000 globules, équivalent à 900 000 globules sains, et cependant, il était dans un état de santé assez satisfaisant pour pouvoir faire, à l'Hôpital temporaire, le métier d'infirmier. Avec une richesse globulaire environ six fois moindre que la normale, les fonctions peuvent donc s'exécuter encore assez bien pour permettre une certaine activité et une vie relativement pénible. Il est très-probable que les faits de ce genre sont fréquents dans les pays chauds et les contrées palustres.

A ce degré d'anémie, la richesse globulaire (R) estimée en globules sains varie de 2 millions à 800 000, tandis que le chiffre réel des globules est environ de 2 800 000 à 1 million. La valeur individuelle des globules (G) varie de 0,40 à 1 ; elle se rapproche d'autant plus de 1, que le nombre des globules est peu élevé.

Je ne l'ai vue égaler et dépasser 1 que lorsque les malades

avaient été pendant un certain temps soumis au traitement par le fer.

— *Quatrième degré, anémie ou aglobulie grave, extrême, dite pernicieuse.* Ce dernier degré comprend les cas dans lesquels l'aglobulie devient extrême et, en général, fatale. Le plus habituellement l'appauvrissement en globules rouges est combiné avec une autre altération du sang, particulièrement avec la leucocythémie. Mais, dans certains faits exceptionnels, l'aglobulie paraît être primitive (ou essentielle, spontanée), et, en tout cas, elle constitue la seule altération anatomique appréciable. Après la mort, on ne trouve pas de lésions organiques autres que celles de toute cachexie.

Quelques auteurs ont décrit, dans ces aglobulies extrêmes, des altérations particulières des globules. Dans les deux seuls faits de ce genre que j'ai observés jusqu'à présent, je n'ai rien constaté de semblable.

Dans l'un d'eux, qui s'est terminé par la mort (obs. de M. Ferrand, in *Union médicale*, p. 87-129, 1877), le sang était remarquable par l'abondance des grands globules, parmi lesquels on comptait une très-forte proportion de géants. La moyenne des dimensions globulaires était, par suite, très-supérieure à la normale ; 100 globules de la malade, qui d'ailleurs prenait du fer depuis longtemps, au moment où je l'ai examinée, valaient 134 globules sains. Le nombre des globules était de 414 062, équivalant à 554 840 globules sains.

La richesse globulaire du sang était donc environ dix fois moindre que chez les individus robustes. C'est là une altération du sang tellement profonde qu'on a peine à comprendre comment, dans des conditions semblables, la vie peut encore se soutenir pendant plusieurs semaines.

Chez une autre malade que mon collègue, M. Rigal, m'a prié d'examiner et qui n'était soumise que depuis cinq jours au traitement ferrugineux, le nombre des globules était de 820 400, valant 722 700 globules sains. La valeur individuelle des globules était donc de 0,88 et, par conséquent, sensiblement au-dessous de l'état normal exprimé par 1.

Les caractères anatomiques des hématies étaient les mêmes

que dans l'aglobulie intense, et, malgré cet état grave, le fer a pu produire assez rapidement une grande amélioration.

La richesse du sang exprimée en globules sains peut donc être environ 7,5 fois plus petite qu'à l'état normal, sans que l'anémie soit fatalement mortelle :

En résumé, l'anémie ou aglobulie est caractérisée par des altérations quantitatives et qualitatives des globules rouges, d'où résulte, dans tous les cas où la lésion acquiert une certaine intensité, un défaut de proportionnalité entre le chiffre réel des globules et la quantité d'hémoglobine exprimée en globules sains.

Ce défaut de rapport est presque toujours plus prononcé dans les anémies moyennes que dans les anémies intenses et extrêmes, parce qu'en général les dimensions des globules altérés sont en raison inverse de leur nombre.

En tenant compte à la fois du nombre et des altérations des globules, il y a lieu d'admettre quatre degrés d'aglobulie :

1° L'*aglobulie légère*, caractérisée par des altérations globulaires nulles ou faibles ; — une richesse globulaire (R) exprimée en globules sains, variant de 4 millions à 3 millions environ ; — une valeur individuelle des globules, variant de 1 à 0,70 (1 exprimant la moyenne physiologique).

2° L'*aglobulie de moyenne intensité*, caractérisée par des altérations globulaires prononcées, avec une diminution des dimensions des globules, une richesse (R) pouvant varier de 3 à 2 millions environ ; — un nombre relativement élevé de globules, de 5 500 000 à 3 000 000 ; — une valeur individuelle des globules oscillant entre 0,30 et 0,80.

3° L'*aglobulie intense*, ayant également pour caractère des globules altérés, mais de dimensions très-inégales, dont la moyenne se rapproche de la normale à cause de la forte proportion des grands éléments. Une richesse (R) variant de 2 millions à 800 000 ; — un nombre peu élevé de globules, de 2 800 000 à 1 million environ ; — une valeur individuelle des globules variant de 0,40 à 1.

4° L'*aglobulie extrême*, caractérisée, comme la précédente, par des globules altérés, de dimensions très-inégales, mais dont la moyenne se rapproche de la normale, et peut même la dépasser ; — une richesse (R) variant de 800 000 à 450 000 ; — un nombre extrêmement faible de globules, inférieur quelquefois à celui qui exprime la richesse globulaire ; — une valeur individuelle des globules se rapprochant de la valeur normale.

C'est l'anémie poussée à ses dernières limites, et non une variété d'aglobulie ayant des caractères anatomiques particuliers.

NOTE SUR L'ACTION DU FER DANS L'ANÉMIE[1].

Bien que, depuis Sydenham, les médecins sachent guérir la chlorose à l'aide du fer, on ne connaît pas encore, d'une manière précise, le mode d'action de ce précieux médicament.

Dans le cours de mes recherches sur le sang des anémiques, j'ai constaté un certain nombre de faits qui viennent à l'appui de l'opinion d'après laquelle le fer agirait sur la nutrition intime des globules rouges.

Je tiens compte, dans chaque examen du sang : 1° du nombre des globules par millimètre cube ; 2° du pouvoir colorant du sang, c'est-à-dire de la richesse de ce liquide en hémoglobine ; 3° de la valeur moyenne des globules en matière colorante.

Les différentes anémies que j'ai étudiées peuvent être distinguées, au point de vue du traitement, en anémies curables et en anémies incurables. Dans l'une et l'autre catégorie de cas, le fer agit d'une manière identique : il détermine constamment une augmentation dans la richesse des globules en matière colorante.

Pour mettre ce fait général en évidence, je ne puis citer ici, parmi mes observations, que celles ayant le plus de valeur.

A l'état normal, le nombre des globules du sang capillaire du doigt est, en moyenne, de 5 500 000 par millimètre cube. Chez les chlorotiques atteintes d'un degré d'anémie

[1] Extrait des *comptes rendus de l'Académie des sciences*, 20 novembre 1876.

modéré, on compte un nombre de globules à peu près égal. Examinons, par exemple, un cas dans lequel le sang contenait 5 352 000 globules. Ces éléments relativement nombreux étaient altérés, tant sous le rapport de leur taille que de leur richesse en hémoglobine, et, par suite, le sang n'avait qu'un faible pouvoir colorant. Avec 5 352 000 globules, il n'était pas plus coloré que s'il avait contenu 2 500 000 globules sains ; de sorte que la valeur moyenne de chaque globule en hémoglobine n'était que de $\frac{2500}{5352}$, soit 0,467 (1 exprimant la moyenne normale).

Il en est ainsi chez un grand nombre de chlorotiques. Lorsqu'on prescrit à ces malades une bonne préparation ferrugineuse, le nombre des globules rouges varie peu, souvent même il diminue, tandis que le pouvoir colorant du sang va progressivement en s'améliorant. Ce résultat favorable est dû à un retour progressif des globules vers leur état physiologique. Ces éléments acquièrent des dimensions normales et, en même temps, une quantité de matière colorante proportionnelle à leur volume. Il résulte de ces modifications que, le plus souvent, au moment de la guérison, les globules sont moins nombreux qu'au début du traitement.

Dans l'exemple précédent, sous l'influence du fer, le nombre des globules est descendu à 4 150 000 (soit une diminution de 1 202 000) ; mais, à ce moment, ces éléments avaient un pouvoir colorant égal à 4 000 000 de globules sains ; par conséquent leur valeur moyenne était devenue presque normale, soit de 0,96.

Chez les chlorotiques profondément anémiées, le nombre des globules est sensiblement au-dessous de la moyenne physiologique ; il est, par exemple, de 2 500 000. Pendant l'usage du fer, on voit apparaître de nouveaux globules plus petits et plus pâles que les globules normaux, puis le sang subit les mêmes modifications que dans les anémies de moyenne intensité, et au moment de la guérison, lorsque les globules sont devenus physiologiques, leur nombre est moins élevé qu'à certaines époques de la maladie.

Pour obtenir chez les chlorotiques une guérison définitive, il est presque toujours indispensable de continuer pendant longtemps le traitement ferrugineux. Si l'on supprime le fer prématurément, l'anémie s'accentue de nouveau. C'est encore par une altération des globules qu'elle se caractérise ; le nombre de ces éléments, loin de diminuer, reste stationnaire et parfois même augmente. Au contraire, après un traitement prolongé, le nombre des globules est souvent encore inférieur à celui du sang normal, tandis que, considérés individuellement, ces éléments sont devenus plus riches en matière colorante que ceux des personnes bien portantes, non soumises au traitement ferrugineux.

On peut déjà conclure de ces observations que, dans les anémies curables, et notamment dans la chlorose, la médication martiale a une influence plus marquée sur la qualité des globules rouges que sur leur proportion dans le sang.

L'étude de l'anémie dans les cachexies fatalement mortelles n'est pas moins instructive.

Ces états pathologiques s'accompagnent, en général, d'une anémie très-profonde, et le sang renferme alors des globules rouges plus grands que ceux du sang normal. Lorsque l'anémie devient extrême, la proportion de ces éléments hypertrophiés augmente et, malgré la présence d'éléments très-petits, les dimensions moyennes des globules rouges s'écartent moins du chiffre normal que dans les anémies d'une intensité moins grande; parfois même ces dimensions dépassent celles des globules sains.

Le nombre des globules rouges décroît alors de jour en jour et le fer ne peut enrayer la marche de l'anémie. L'action de ce médicament est cependant manifeste, mais elle n'est sensible que sur les globules considérés individuellement.

Ces éléments acquièrent de l'hémoglobine, et, lorsque leurs dimensions sont exagérées, leur valeur moyenne en matière colorante devient égale, puis supérieure à celle des globules sains. Un seul exemple suffira : Dans le cas d'anémie le plus considérable que j'aie rencontré, le chiffre minimum des globules a coïncidé précisément avec le maximum de la valeur moyenne de ces éléments en hémoglobine. Le sang ne renfermait plus que 414 062 globules, mais ces globules avaient acquis, grâce à leur hypertrophie et au fer, un pouvoir colorant équivalent à celui de 555 000 globules sains. La valeur moyenne de chacun d'eux était donc de $\frac{555000}{414062}$, soit 1,34.

En résumé, introduit dans l'organisme, le fer, qui constitue une des parties principales de l'hémoglobine, semble solliciter les globules à se charger d'une quantité plus grande de matière colorante, et cette action se produit non-seulement dans les anémies curables, mais même dans les cachexies, alors que, l'organisme étant épuisé, la production des globules rouges est presque complétement entravée.

La médication martiale est donc une des plus rationnelles de la thérapeutique.

ÉTUDE CLINIQUE SUR LE FERROCYANURE DE POTASSIUM [1],

en commun avec M. le professeur J. REGNAULD.

Les instruments de la médication ferrugineuse ont joui tour à tour d'un tel crédit, qu'il est généralement admis que les combinaisons du fer, dont regorgent nos formulaires, constituent toutes des médicaments actifs, et ne différant entre eux que par des nuances. Il est vrai que de temps à autre la vogue s'attache de préférence à quelques préparations, mais les autres ne cessent jamais d'être prescrites et de garder des partisans convaincus par leurs observations individuelles.

Une seule série de combinaisons échappe à cette règle et a été exclue jusqu'ici de la thérapeutique, c'est celle où le fer, engagé dans un groupement moléculaire complexe, le *ferrocyanogène*, semble traverser l'économie sans laisser aucune trace de son passage et sans contribuer à la réparation hématique. Le ferrocyanure de potassium (*prussiate jaune de potasse*) peut être envisagé comme le type le plus anciennement et le mieux connu des combinaisons du ferrocyanogène Cy^3Fe, radical organo-métallique résultant de l'union de 1 équivalent de fer avec 3 équivalents de cyanogène ; c'est le composé qui fera l'objet de notre étude. Ce beau sel cristallise magnifiquement, il est facile à purifier, peu sapide, inoffensif à haute dose, indéfiniment tolérable, et pourtant, nous le répétons, il n'a jamais été classé parmi les ferrugineux. Quant à l'opinion relative à l'inertie de ce sel, comme reconstituant, il nous a été impossible de préciser son origine et de trouver la trace des faits cliniques sur lesquels elle est fondée.

[1] Extrait du *Bulletin général de thérapeuthique*, t. XCIV, 30 mars 1878.

Les premiers observateurs qui se sont occupés de l'action physiologique du ferrocyanure de potassium nous paraissent avoir expérimenté sur un produit mixte (probablement un mélange de ferrocyanure et de cyanure de potassium), car ils lui ont attribué des propriétés toxiques dont le sel pur est entièrement dépourvu, même quand il est pris à des doses élevées (expériences de Gazan, Coullon, W. Mœneven, etc.)[1]. Cette croyance paraît avoir duré jusqu'à l'époque où Darcet[2] fit la preuve involontaire de son innocuité, en ingérant, par erreur et sans nul accident, un demi-litre d'une solution aqueuse de ce sel.

Parmi les caractères les plus intéressants du ferrocyanure de potassium, on doit noter qu'administré par la voie gastro-intestinale ou par injection directe dans le sang, ce sel apparaît intact dans diverses sécrétions et en particulier dans l'urine. Les sels de fer, au contraire, à raison d'une espèce d'affinité pour les matières organiques (Cl. Bernard)[3], ne passent jamais qu'en très-faible proportion dans les urines ; la plus grande partie reste toujours fixée dans les tissus et surtout dans le foie (Cl. Bernard). Cette propriété du ferrocyanure de potassium de se diffuser dans les liquides de l'économie et de s'y retrouver à l'aide de réactions aussi précises que faciles à exécuter en a fait un agent des plus utiles pour les études sur la circulation, l'absorption et les sécrétions. Aussi ne faut-il pas s'étonner si, depuis Wollaston[4], qui paraît avoir signalé le premier l'existence du prussiate de potasse dans l'urine d'une personne soumise à l'action de ce sel, nous trouvons une longue suite de savants consacrant son importance par de nombreuses expériences sur l'homme et sur les animaux ; qu'il nous suffise de citer les noms des plus illustres : Tiedemann, Magendie, Marcet, Woëlher, Cl. Bernard.

Mais, de la diffusion du ferrocyanure dans les humeurs, de son élimination par les appareils sécréteurs et spécialement par le rein, est-on en droit de conclure à son défaut

[1] Cités par Mérat et Delens. (*Dict. univ. de mat. méd.*, t. II, p. 532.)
[2] *Arch. gén. de méd.*, 1re série, t. II, p. 109, 1823.
[3] *Arch. gén. de méd.*, 4e série, t. XVI, p. 62, 219 (1848).
[4] *Tiedemann's Zeits*, t. I, p. 305.

d'activité comme ferrugineux? L'opinion régnante sur ce sujet est-elle la conséquence d'observations médicales attentives, ou se déduit-elle de probabilités? Ce sont là des questions auxquelles nos recherches bibliographiques ne nous ont pas permis de répondre. Nous voyons bien que dans les traités classiques ce sel n'est jamais inscrit sur la liste des médicaments ferrugineux ; que plusieurs auteurs se bornent à le passer sous silence ; que d'autres, avec Quévenne [1], le citent dubitativement comme ne possédant que les vertus corroborantes du fer; que Gubler [2], après Bouchardât, le mentionne à titre de diurétique. M. Mialhe [3] seul est très-explicite, mais il fait une démonstration *à priori :* « Nous affirmons, dit-il, que le cyanure de fer et de potassium ne peut pas avoir d'action sur la chlorose : car, n'étant pas susceptible d'être décomposé par les alcalins du sang, il ne saurait régénérer les éléments de ce liquide. » Si précise que soit cette affirmation, elle ne saurait remplacer l'observation clinique, seule probante en pareille matière : les raisonnements chimiques expliquent bien rarement l'action des médicaments et sont encore plus impuissants à les faire prévoir. Il faut convenir, du reste, que, jusque dans ces dernières années, les expériences faites au lit malade, dans le but de résoudre ce problème, auraient été peu concluantes : car, pour un grand nombre de médicaments doués de propriétés douteuses et s'adressant à des états morbides dont l'évolution est essentiellement lente, il est aussi difficile de prouver l'inefficacité de certains agents thérapeutiques que de mettre hors de contestation l'activité de quelques autres. C'est grâce aux méthodes de numération des globules et d'appréciation de leur valeur en hémoglobine imaginées par l'un de nous, que nous avons entrepris une recherche qui, sans elles, eût été impossible, en raison des cas nombreux de chlorose confirmée, qu'il eût fallu soumettre à un long traitement dont, par avance, nous avions lieu de redouter, pour nos malades, la complète inanité.

Pour étudier l'action thérapeutique du ferrocyanure de

[1] *Sur l'action des ferrugineux*, in-8°, p. 261 (1854).

[2] *Commentaires du Codex* (1874).

[3] *Chimie appliquée à la physiologie* (1856).

potassium, nous avons choisi deux malades atteintes d'anémie chlorotique bien accentuée.

Comme nous avions recueilli un certain nombre d'observations concernant le traitement du même état morbide par des préparations ferrugineuses éprouvées, nous pouvions espérer que la comparaison des modifications du sang, sous l'influence, d'une part du ferrocyanure de potassium, de l'autre, d'un ferrugineux actif, nous permettrait de démontrer la faible valeur ou même l'inactivité du premier de ces médicaments.

Les faits ont répondu à notre attente, c'est-à-dire que l'administration du ferrocyanure n'a déterminé dans le sang aucune des modifications caractéristiques de l'action du fer. Rappelons tout d'abord quelles sont ces modifications.

Nous en avons un exemple typique dans l'observation suivante :

OBS. I. — R... Ph..., 23 ans, fille de salle dans un restaurant. Entrée le 21 septembre 1875, salle Saint-François, n° 5, dans le service de M. Hérard, suppléé par M. Hayem [1].

Cette fille est restée en Savoie jusqu'à la fin de l'année 1874, époque à laquelle elle vint directement à Paris.

Dans son pays, elle travaillait aux champs; elle était robuste, forte, colorée, d'une santé excellente. A Paris, elle fut employée comme fille de salle dans un établissement Duval; son service commençait dès le matin et se prolongeait fort avant dans la soirée. Elle ne quittait les salles du restaurant que pour aller se coucher. Bien qu'elle fût convenablement nourrie, ses forces diminuèrent rapidement; elle perdit peu à peu les fraîches couleurs de son teint, se sentit fatiguée, essoufflée après le moindre travail, et ressentit de fréquents battements de cœur.

Au mois d'avril ses règles, jusque-là régulières, se supprimèrent; l'état indiqué précédemment s'aggrava peu à peu, et cependant la malade continua à travailler jusque dans ces derniers temps.

Elle entre à l'Hôtel-Dieu le 21 septembre, exténuée de fatigue. Teinte de cire de tout le tégument externe, décoloration profonde des muqueuses; les lèvres ont la même couleur que les parties voisines. Céphalalgie continuelle; inappétence. La malade dit qu'elle a maigri beaucoup depuis trois mois. Aménorrhée complète depuis avril.

Léger bruit de souffle à la base du cœur et au premier temps. Bruit de souffle continu avec redoublement musical dans les vaisseaux du cou. Rien à noter du côté des autres appareils.

[1] La note clinique a été recueillie par M. le Dr Hanot, alors interne du service.

On examine le sang, le 22 septembre. La malade n'a que 2 256 000 globules rouges, lesquels sont sensiblement altérés, et ne représentent, comme richesse globulaire, que 1 500 000 globules. La valeur moyenne individuelle d'un globule est donc égale à 0,65 (*Voir* le tableau).

On soumet la malade, dès le même jour, à un traitement ferrugineux : 4 dragées de protochlorure de fer; vin de quinquina.

Ce traitement est continué les jours suivants, et, à partir du 1er octobre, la malade prend 6 dragées par jour en deux fois, avant les repas.

On examine son sang d'une manière régulière. Les résultats de ces observations étant dressés sous la forme de trois courbes graphiques, nous noterons ici exclusivement les principaux faits cliniques.

Le 7 octobre, disparition de la céphalalgie et diminution sensible de la fatigue. L'appétit revient; le visage et les téguments sont moins pâles. Mêmes bruits vasculaires et cardiaques.

Le 15, amélioration continue, la coloration du visage et des muqueuses s'accentue encore.

Le 25, teint franchement rosé des joues et des lèvres; appétit. Le sommeil, qui était léger, est devenu profond et réparateur. Le bruit cardiaque a moins d'intensité, mais on entend encore un souffle vasculaire. La malade se sent forte; elle reprend des allures vives, et demande à sortir.

On la retient difficilement à l'hôpital jusqu'au 7 novembre. On a ajouté à son traitement quelques bains sulfureux.

La malade continue le même traitement au dehors d'une manière très-régulière (6 dragées par jour), et elle vient de temps à autre se faire examiner.

Elle reste pendant quelques mois sans travailler, et je puis la suivre ainsi jusqu'au 15 juin 1877, c'est-à-dire jusqu'au moment d'une guérison complète et définitive.

Le 14 janvier, lors de mon dernier examen, elle a beaucoup engraissé ; elle est colorée, vigoureuse et en apparence bien portante. Cependant les sillons du visage sont encore un peu pâles, et donnent aux joues l'apparence de plaques colorées.

On entend encore un souffle très-net à la base du cœur et un souffle musical continu avec renforcement dans les jugulaires ; l'aménorrhée est complète. La malade mange bien, se sent forte et n'éprouve aucun malaise ; elle se considère comme parfaitement remise et aussi bien portante qu'avant de quitter son pays.

Le traitement ferrugineux est suspendu depuis le 25 décembre ; cependant les globules sont sains et leur nombre est suffisamment élevé.

Je considère la malade comme guérie complètement de son anémie, mais je crois qu'elle conserve un fond chlorotique qu'elle avait certainement avant son arrivée à Paris.

En juillet 1877, je rencontre une de ses amies, qui était en traitement en même temps qu'elle. J'apprends que, depuis le mois de janvier, elles se sont toutes deux parfaitement portées, et qu'elles n'ont pas eu besoin de reprendre du fer.

Celle à laquelle se rapporte notre observation est mariée depuis plusieurs mois ; ses règles ont reparu peu de temps après la cessation du traitement ferrugineux.

Voilà donc un cas bien simple d'anémie chlorotique, survenue à l'occasion de grandes fatigues et d'une mauvaise hygiène. Les altérations du sang ont été celles d'une anémie intense arrivant jusqu'au troisième degré. Sous l'influence du fer qui a été parfaitement supporté et pris d'une manière très-régulière, ces altérations se sont peu à peu modifiées, et si l'on veut bien se reporter au tableau résumant les résultats de l'examen du sang, il sera facile de se rendre compte de la manière dont agissent, en général, les ferrugineux dans les cas d'anémie curable.

Considérons tout d'abord les deux premières courbes du tableau :

La première, N, représente les fluctuations dans le nombre réel des hématies. La seconde, R, exprime les variations de la richesse globulaire, déterminée à l'aide du dosage de l'hémoglobine par le procédé des teintes coloriées.

Si les globules rouges étaient sains, ces deux courbes se confondraient sensiblement ; leur écart est dû au défaut de proportionnalité entre le nombre réel des globules et le pouvoir colorant du sang.

Cela posé, à première vue, on voit sur le tableau que, quel que soit le nombre des globules, l'anémie ne peut être considérée comme approchant de la guérison que lorsque les deux courbes marchent à la rencontre l'une de l'autre.

Ce fait, qui s'est produit le 6 novembre, nous a encouragés à laisser sortir la malade.

On voit, de plus, que lorsque la guérison se consolide et se maintient, les deux courbes restent presque confondues.

La troisième courbe, G, est celle de la valeur individuelle des globules ; elle exprime le rapport entre les deux premières. Tout d'abord irrégulièrement ascendante, elle devient horizontale et reste telle tant que la guérison persiste. Elle montre, dans son ensemble, que les globules, après avoir été plus ou moins profondément altérés et affaiblis dans leur contenu en hémoglobine, se sont maintenus à peu près à l'état normal (de 0,95 à 1) pendant la période de convalescence et de guérison.

Si nous entrons dans le détail de ces courbes, nous voyons qu'au début de l'observation, avant tout traitement, l'écart entre les deux premières, N et R, est moins considérable que les jours suivants. Il en est habituellement ainsi, surtout lorsque les malades sont vierges de tout traitement, ce qui a fait dire à l'un de nous que, dans les anémies intenses (troisième et quatrième degrés), le contenu des globules en hémoglobine est moins éloigné du taux normal que dans les anémies de moyenne intensité.

A ce moment, en effet, la valeur de G est de 0,66, et plus tard elle descendra jusqu'à 0,40.

Le premier effet du traitement est d'augmenter le nombre des globules. La forme de la courbe montre que cet accroissement se fait par poussées successives. Bientôt le nombre des globules devient considérable, ce qui a permis de dire que le fer agit en multipliant rapidement le nombre des hématies. Nos observations ne contredisent pas ce fait, constaté déjà par maints auteurs. Dans le cas en question, nous voyons que, dans l'espace de trente jours, du 22 septembre au 22 octobre, le nombre des hématies s'est élevé de 2 270 000 à 5 100 000, soit de 2 830 000 par millimètre cube, ce qui est énorme. Il s'est donc fait dans le sang de la malade une production extrêmement active d'éléments nouveaux. Mais ce qu'on n'avait pas remarqué jusqu'alors, c'est que les globules nouveaux sont petits, faiblement colorés, et par conséquent fort loin de valoir des globules adultes.

Aussi notre courbe de R ne subit-elle pas des fluctuations aussi grandes, tant s'en faut, que celles de N. Elle s'élève lentement, difficilement en quelque sorte : une multiplication énorme des hématies ne se traduisant que par une faible ascension de cette ligne. Il résulte de ces particularités que la courbe G atteint ses valeurs minima précisément au moment des plus fortes élévations du chiffre des globules. Le 8 octobre la malade acquiert, pour la première fois et rapidement, 3 900 000 globules, la valeur G tombe à 0,40, et le 22 octobre, malgré un chiffre de globules très-élevé et bien suffisant (en tant que chiffre), soit de 5 100 000, la valeur de G n'est que de 0,48. A ce moment, en effet, malgré le nombre élevé des hématies, la richesse globulaire réelle n'est représentée que par 2 500 000 globules et la malade est loin d'être guérie.

Elle n'est même pas très-améliorée. Si l'on avait à cette époque cessé tout traitement, les nouveaux globules produits n'auraient eu aucune tendance à se perfectionner et n'auraient pas tardé à disparaître de nouveau. Au contraire, le traitement ferrugineux ayant été continué, la guérison a été bientôt obtenue, non pas parce que de nouveaux globules se sont produits, mais bien parce que ceux déjà existants ont atteint un plus haut degré de développement.

Regardons les courbes le 27 octobre, les globules sont beaucoup moins nombreux que le 22, et néanmoins la richesse globulaire est la même. Aussi la valeur de G a-t-elle monté de 0,48 à 0,58, soit de 10 0/0. Le 1er novembre, l'amélioration est extrêmement sensible, il y a en même temps production et amélioration des hématies. Mais ces éléments ne sont pas tout à fait normaux, et au moment où ils le deviennent définitivement, leur nombre diminue sensiblement; les deux courbes N et R vont à la rencontre l'une de l'autre et se confondent presque complétement.

Ce fait est constant dans les observations d'anémie chlorotique traitée par le fer, et l'un de nous a pu dire que l'action de ce médicament porte particulièrement sur les altérations globulaires.

Les chlorotiques ne sont réellement guéries que lorsque leurs globules sont devenus physiologiques, et il est certain que si semblable retour peut avoir lieu à la longue spontanément, nul médicamnnt autre que le fer ne le détermine aussi sûrement et aussi rapidement.

C'est donc dans l'effet produit par le fer sur l'altération globulaire qu'il faut chercher les preuves de l'action de ce médicament, et non dans l'augmentation du nombre des globules.

Pour éprouver un médicament anti-anémique, il faut par conséquent chercher, avant tout, à se rendre compte de l'effet produit par cet agent sur les lésions des hématies.

Cela posé, nous pouvons maintenant aborder l'étude du ferrocyanure de potassium. Voici, tout d'abord, les observations cliniques.

Obs. II[1]. — Marie B..., entrée à l'Hôtel-Dieu, dans le service de M. Oulmont, suppléé alors par M. Audhoui, le 2 mars 1877.

Elle est âgée de 16 ans et 1/2. Depuis l'âge de 14 ans, elle est apprentie relieuse à l'Imprimerie nationale, où elle a toujours travaillé modérément. Elle est réglée depuis l'âge de 14 ans et n'a jamais eu de maladie. Ses parents sont bien portants ; mais elle a une sœur, âgée de 19 ans, qui est anémique.

Elle est malade depuis le mois de novembre et attribue son état de malaise à une chute sur le sein gauche. Cette chute avait déterminé une contusion, qui fut combattue par l'application de quatre sangsues et par des frictions à l'iodure de plomb. A partir de ce moment, elle s'affaiblit, cessa de travailler ; ses règles, tout en restant régulières, furent remplacées par une sorte d'écoulement sanguinolent. Depuis le mois de janvier elle se sent plus malade : affaiblissement empêchant le moindre travail, maux de tête, de temps en temps vertiges ou étourdissements, lipothymies, battements de cœur. Depuis un an, la malade est sujette aux saignements de nez, et, depuis qu'elle est souffrante, elle crache également un peu de sang de temps en temps, mais fort peu. L'appétit a diminué, puis disparu depuis le mois de janvier : dégoût pour la viande ; appétence pour la salade ; troubles dyspeptiques divers, quelquefois accompagnés de douleurs et de vomissements.

La malade ne tousse pas ; elle n'a jamais eu de phénomènes nerveux.

État actuel, 2 mars. — Elle est rousse, assez grande pour son âge, d'une constitution moyenne ; teint très-pâle ; muqueuses presque décolorées.

A l'auscultation : souffle cardiaque à timbre doux, mais intense, dont le maximum est à la pointe près du sternum ; — souffle systolique dans les artères du cou, et souffle continu, avec renfoncements, dans les jugulaires. Le doigt, appliqué sur le trajet des gros vaisseaux, au-dessus de la clavicule, perçoit une sorte de frémissement vibratoire. L'examen de l'appareil respiratoire ne fournit que des signes négatifs.

La malade n'a jamais suivi de traitement ; cependant, depuis 3 ou 4 jours, elle prend des pilules de Vallet.

Le sang est examiné pour la première fois le 6 mars. On trouve, pour le nombre des rouges N = 3 162 300, pour la richesse globulaire R = 1 929 000.

[1] Nous devons des remerciements à M. Vauthier, externe de M. Oulmont, pour le soin avec lequel il a recueilli des notes sur les malades des observations II et III.

Ce qui donne pour la valeur individuelle des globules G = 0,619 (*Voir* le tableau pour les examens successifs). Le nombre des globules blancs est de 7 400.

Les globules rouges sont inégaux, légèrement décolorés ; les petits globules sont plus abondants qu'à l'état normal.

On fait un nouvel examen du sang le lendemain, 7, et la malade commence, le soir même, à prendre du ferrocyanure de potassium, à la dose de 1 gramme en deux paquets[1]. Elle prend de plus une potion avec du sirop de quinquina. — Deux portions.

L'appétit est médiocre, mais les digestions sont assez bonnes, et les vomissements ont cessé depuis l'entrée à l'hôpital.

Le 10 mars, la dose de ferrocyanure est portée à 2 grammes, en quatre paquets.

Le 15, la malade a plus d'appétit ; — elle éprouve de la constipation, qui est facilement combattue à l'aide de lavements laxatifs.—3 grammes de ferrocyanure, en six paquets.

Le 16, la malade a un peu de toux, mais point de râles dans la poitrine. Elle supporte très-bien le médicament. — 6 grammes, en six paquets.

Le 18, elle ne prend que cinq paquets de 1 gramme chaque.

Le 19, suspension du ferrocyanure pendant un jour.

Le 20, teint plus coloré ; la malade se sent plus forte. Le souffle cardiaque est presque nul. Le souffle des jugulaires persiste. L'appétit est plus fort, les digestions faciles ; essoufflement encore très-marqué en montant les escaliers. — Quatre paquets de 1 gramme chaque.

La même dose jusqu'au 1er avril sans incident digne d'être noté.

Le 2 avril, règles un peu plus abondantes que la dernière fois ; suspension du ferrocyanure pendant un jour.

Du 3 au 15 avril, le médicament est repris à la même dose. L'amélioration de l'état général s'accentue ; l'appétit se maintient.

Le 19, céphalalgie.

Le 20, langue blanche, perte de l'appétit, constipation. On continue néanmoins l'usage du ferrocyanure à la même dose. Les symptômes d'embarras gastrique léger continuent, et, le 25, on fait prendre à la malade une pilule d'aloès.

Le 1er mai, on est encore obligé de lui prescrire un léger purgatif salin (eau de Sedlitz).

Le 9, l'appétit est de nouveau perdu ; dégoût pour les aliments ; état stationnaire. On a continué néanmoins jusqu'à présent l'administration du ferrocyanure de potassium, à la dose de 4 grammes par jour, en quatre paquets.

Mais, à partir de ce jour, on supprime ce médicament, et on le remplace par 4 dragées de protochlorure de fer.

[1] 1 gramme de ferrocyanure de potassium cristallisé contient 0gr,137 de fer métallique.

Le 15, règles.

Le 16, on élève la dose de protochlorure à 6 dragées par jour [1]. La malade tousse un peu, mais n'a point de râles dans la poitrine.

Le 23, amélioration sensible ; les forces reviennent. Le souffle cardiaque est remplacé par un léger prolongement du premier bruit à la base. Au niveau de la jugulaire interne, on n'entend plus qu'un léger murmure avec renforcements.

Le 30, l'appétit est franchement revenu ; la malade mange plus de viande.

Le 6 juin, l'appétit diminue de nouveau malgré l'amélioration de l'état général. La malade souffre d'ailleurs un peu de la chaleur.

Le 7 et le 8, règles encore plus abondantes. La malade quitte l'hôpital, le 2 juillet, dans un état très-satisfaisant. Elle a pris jusqu'à présent 6 dragées de protochlorure d'une manière très-régulière.

Le 18 juillet, elle est restée 15 jours au Vésinet et a continué son traitement.

Son état est très-satisfaisant : teint coloré, appétit soutenu, digestions faciles. Cependant la malade éprouve encore des battements de cœur et un peu d'essoufflement en montant les escaliers. Elle ressent de temps en temps des douleurs d'estomac, et ses règles ne sont pas encore devenues normales.

A l'auscultation du cœur, signes négatifs ; dans la jugulaire interne, on entend encore un murmure intermittent ou continu, suivant la position du stéthoscope. La malade a un peu de toux sèche, et ce matin elle a eu quatre ou cinq crachements de sang. L'auscultation des poumons ne révèle cependant rien d'anomal.

Pendant le cours de son traitement, elle a notablement engraissé. Actuellement, elle se sent forte, mais ne reprend pas son travail et elle reste chez ses parents, où elle est bien nourrie. Elle continue son traitement et revient de temps en temps se faire examiner.

Du 22 au 25, règles un peu plus abondantes.

Le 1er août, la malade a tout à fait bonne mine et paraît se bien porter.

Les 5 et 6 août, elle éprouve du malaise : mal de tête, envie de vomir, épistaxis assez abondantes. Puis tous ces symptômes disparaissent. Pour la première fois les règles sont notablement en avance ; elles reviennent le 10 et durent trois jours.

Le 15 août, la malade est examinée pour la dernière fois. On lui fait cesser son traitement, qu'elle a suivi jusqu'à présent d'une manière très-régulière. Les globules sont tout à fait sains. Leur valeur individuelle G, dépasse la moyenne et s'élève à 1,08.

La dernière trace de l'altération des hématies a consisté en une inégalité de diamètre plus considérable qu'à l'état normal.

[1] Chaque dragée contient 0gr,025 de chlorure ferreux, c'est-à-dire 0gr,0077 de fer métallique. Six dragées renferment donc 0gr,042 de ce métal.

Obs. III. — Marie P..., entrée le 27 mars 1877 à l'Hôtel-Dieu, dans le service de M. Oulmont, suppléé par M. Audhoui.

Cette jeune fille, originaire de la Franche-Comté, n'est à Paris que depuis le mois de décembre 1875. Elle exerce la profession de cuisinière.

Dans son enfance, elle a eu des adénites suppurées des ganglions du cou. Elle n'est formée que depuis l'âge de 18 ans ; ses règles ont toujours été très-régulières, mais peu abondantes et fort variables quant à leur durée.

Au mois d'août 1875, elle a éprouvé des maux d'estomac assez violents, et on lui a pratiqué, dans son pays, une petite saignée. Cette maladie d'estomac a duré peu de temps et n'a laissé aucune trace.

Ses parents sont bien portants ; elle a trois frères très-robustes et une sœur un peu maladive, probablement anémique. Elle n'est malade que depuis un mois environ. Son état de cuisinière la fatiguait beaucoup, lorsqu'une des personnes qu'elle sert tomba malade et l'obligea à passer une vingtaine de nuits presque sans sommeil. A partir de ce moment, elle perdit complétement l'appétit, se sentit extrêmement faible, et son teint devint rapidement très-pâle.

Elle éprouvait une céphalalgie presque continuelle ; des bourdonnements d'oreille, surtout à gauche ; des battements de cœur et de l'essoufflement en montant les escaliers. Elle se trouva mal plusieurs fois, mais sans perdre complétement connaissance. L'appétit étant nul, elle faisait des efforts pour manger, et recherchait surtout les fruits et la salade très-vinaigrée.

Dans ces derniers jours, elle a eu plusieurs fois des vomissements alimentaires.

État actuel, 27 *mars*.— La malade est grande, brune, mais elle est lymphatique et présente, outre des traces d'adénite suppurée, des cicatrices nombreuses d'acné. Les membres sont assez forts, mais à chair molle et comme pâteuse. La face est bouffie et sans expression. Pas d'œdème malléolaire. Les symptômes éprouvés par la malade avant son entrée à l'hôpital persistent. A l'auscultation du cœur, léger souffle au premier temps, le long du bord gauche du sternum, dont le maximum est dans le second espace intercostal. Dans les artères du cou, bruit systolique plus prononcé à gauche. Dans la jugulaire interne, bruit musical continu avec renforcements. La malade n'a pris pour tout traitement qu'un peu de vin de quinquina.

Le 29, premier examen du sang (*voir* le tableau).

Le 30, la malade a un peu d'appétit, mais elle digère difficilement, et éprouve, après le repas, une douleur au creux de l'estomac ; cependant elle ne vomit plus depuis qu'elle est à l'hôpital. En se levant ce matin, elle a éprouvé un étourdissement, sans perdre connaissance.

Le 2 avril, la malade se sent mieux ; le repos a amélioré son état.

Le 3 au soir, elle commence à prendre du ferrocyanure de potassium (2 grammes en deux paquets) ; vin de quinquina.

Le 6, règles un peu plus abondantes et plus colorées que les dernières (?).

Le 14, 4 grammes de ferrocyanure en quatre paquets. Rien de particulier à noter. L'appétit renaît et la malade supporte parfaitement le médicament; les maux d'estomac ont cessé.

Le 30, règles.

Le 6 mai, suppression du médicament pendant un jour; l'appétit est tout à fait revenu, et la malade se sent un peu plus forte.

Le 7, on reprend le traitement (même dose).

Le 16, la malade quitte l'hôpital, un peu améliorée. Teint à peine un peu moins pâle; muqueuses encore très-décolorées. Appétit assez bon, digestions faciles. Elle a mangé 2 dragées et n'a plus eu de vomissements. Le ferrocyanure a été parfaitement toléré; il n'a produit ni dégoût ni constipation.

L'auscultation du cœur donne un résultat négatif. Léger murmure continu avec renforcements dans la jugulaire interne.

La malade n'a plus d'étourdissements ni de lipothymies, mais elle a encore des battements de cœur et de l'essoufflement dès qu'elle fait le moindre exercice.

En quittant l'hôpital, elle va habiter avec une de ses tantes, et elle continue son traitement très-exactement.

Le 13 juin, la malade est certainement dans une sorte d'état stationnaire.

Elle est très-bien nourrie chez sa tante et reste sans travailler, de sorte qu'elle n'a pour ainsi dire qu'à se soigner. Aussi a-t-elle pris très-exactement ses quatre paquets de ferrocyanure par jour. On lui fait cesser aujourd'hui l'usage de ce médicament; et à partir du 15 elle prend 4 dragées de protochlorure de fer.

Le 20, cette dose est portée à 6 par jour, et le 27 on constate déjà une amélioration considérable. A partir de ce moment, le teint, qui était resté très-pale, se colore; les forces reviennent; l'aspect de la malade est tout différent.

Se sentant suffisamment remise, elle entre en place le 15 juillet, mais elle n'est pas encore guérie et continue son traitement.

Elle revient se faire examiner pour la dernière fois le 15 août. L'état général est bon; mais la malade a encore des battements de cœur et un peu d'essoufflement quand elle court ou monte les escaliers. Le sang n'est pas absolument normal; il contient encore une proportion un peu exagérée de petits globules et quelques éléments un peu pâles, bien que la plupart des autres soient tout à fait normaux.

La malade promet de continuer l'usage du protochlorure, mais elle a été perdue de vue depuis le 15 août.

Ces observations ont été représentées sous une forme graphique, qui permet d'embrasser facilement toutes les fluctuations subies par l'état du sang. (*Voir* les tracés placés à la fin du travail.)

Examinons les trois courbes résumant la première observation (Obs. II). Ces courbes peuvent être divisées en deux parties : la première comprend les résultats obtenus depuis l'entrée à l'hôpital jusqu'à la fin du traitement par le ferrocyanure de potassium. Les chiffres obtenus les deux premiers jours, avant tout traitement, montrent qu'il s'agit d'un cas d'anémie de moyenne intensité, mais à la limite du deuxième degré et atteignant presque le troisième. Les altérations des globules sont assez prononcées, et il en résulte un écart notable entre le chiffre réel des globules N et la richesse globulaire R. Cet écart est exprimé par une valeur G = 0,66 (moyenne des deux premiers jours).

Pendant toute la durée du traitement par le ferrocyanure de potassium, le nombre des globules éprouve de grandes fluctuations, mais il suit une marche générale ascendante. Il atteint même, le 2 mai, le chiffre élevé de 5 500 000, et reste, le 9 mai, au moment où on cesse l'administration du médicament, au-dessus de 5 millions. Il s'est donc produit pendant les deux mois de traitement un grand nombre de globules rouges, et le chiffre réel de ces éléments s'est accru d'environ 2 millions. Il est facile de voir que ces productions d'éléments nouveaux se sont faites par poussées plus ou moins brusques. C'est là une particularité qu'on retrouve dans toutes les observations d'anémie curable. La courbe R a également suivi une marche ascendante, mais très-lente et présentant des fluctuations beaucoup moins grandes. Aussi, le 9 mai, la richesse globulaire n'est-elle encore que de 3 millions, d'où résulte que l'écart entre les courbes N et R est sensiblement plus grand le 9 mai, après deux mois de traitement, qu'au moment de l'entrée à l'hôpital. Il s'est formé de nouveaux globules, mais ces globules sont petits, et leur contenu en hémoglobine est très-notablement inférieur à la normale. La valeur de G est descendue de 0,66 à 0,60.

Cependant la malade s'est un peu améliorée. Au lieu d'avoir une anémie atteignant presque le troisième degré, elle a une anémie bien franchement moyenne.

Cette amélioration doit-elle être mise sur le compte du ferrocyanure de potassium? Très-certainement non, car, pendant un repos de deux mois, toute anémique récupère forcément un nombre plus ou moins considérable de globules. Chez les chlorotiques la production des hématies n'est nullement entravée, et la médication la plus banale, les soins hygiéniques les plus simples sont suivis d'une élévation souvent considérable dans le chiffre des globules.

On aurait tort d'attacher de l'importance à une semblable amélioration. Qu'on cesse le traitement, que la malade se fatigue ou qu'elle subisse la moindre cause d'affaiblissement, son anémie s'accentuera de nouveau, par suite d'une sorte d'avortement des globules imparfaits circulant dans son sang. En d'autres termes, il ne suffit pas aux anémiques de faire des globules rouges ; presque toujours la chose leur est facile : il faut qu'ils fabriquent des hématies physiologiques, c'est-à-dire normales, tant sous le rapport du volume que de la couleur.

Or, au bout de deux mois, notre chlorotique, bien nourrie et bien reposée, avait plus de globules que lors de son entrée à l'hôpital ; mais ces globules étaient plus imparfaits encore qu'avant tout traitement, et le bénéfice de ce long repos se serait promptement évanoui, si la malade avait voulu reprendre son travail.

Au lieu de la laisser partir, nous l'avons, au contraire, soumise à l'usage d'un ferrugineux très-actif, et ce sont les modifications subies par le sang sous cette influence, que représente la deuxième partie des courbes. Le ferrugineux choisi a été le protochlorure de fer.

Dès les premiers jours de son administration, on voit les deux courbes N et R aller à la rencontre l'une de l'autre. On dirait qu'à partir de ce moment les globules trouvent dans l'organisme les matériaux nécessaires à leur développement complet. Leur production se ralentit, mais leur valeur individuelle augmente, et, en quinze jours, G s'élève de 0,60 à 0,87, soit de 27 pour 100.

A compter de ce jour, l'amélioration fait des progrès constants, malgré quelques fluctuations dans l'évolution des globules, et les deux lignes N et R se rencontrent vers le 11 juillet. La malade a beaucoup moins de globules, environ un million de moins, qu'à l'époque où elle prenait du ferrocyanure de potassium, et cependant elle est guérie.

Dans le but de consolider la guérison, l'usage du protochlorure de fer a été continué jusqu'au 15 août. A certains moments, le contenu des globules en hémoglobine a dépassé la moyenne physiologique, et le sang de la malade est arrivé à une véritable saturation. Cet état, qui a déterminé un peu de malaise, était dû, non pas à un accroissement exagéré du chiffre des globules, mais bien à une surélévation de la valeur individuelle de ces éléments. Ceux-ci ont même diminué de nombre tandis qu'ils ont gagné en hémoglobine, preuve nouvelle que l'action du fer porte avant tout sur la qualité des hématies.

Cette première observation (obs. II) montre donc bien clairement que le ferrocyanure de potassium n'a pas produit les mêmes effets que le protochlorure de fer. Il s'agissait cependant d'un cas d'anémie facilement curable et qui s'est modifiée rapidement sous l'influence d'un bon ferrugineux.

Notre seconde observation (obs. III) montre presque absolument les mêmes particularités.

Connaissant bien maintenant la signification des courbes, un simple coup d'œil accordé à celles qui résument cette observation fait voir immédiatement l'inactivité du ferrocyanure de potasium et l'action évidente d'un ferrugineux actif.

Nous ferons même remarquer que la longue période pendant laquelle les malades ont été soumises au ferrocyanure de potassium n'a en rien abrégé la durée du véritable traitement ferrugineux.

Nos deux malades n'ont été sérieusement améliorées qu'au bout de deux mois d'un traitement régulier par le protochlorure de fer, et si l'on veut bien se reporter à la première observation, dans laquelle le protochlorure a été administré d'emblée, on verra que dans ce cas d'anémie au moins aussi prononcée, la malade entrait déjà en convalescence au bout de six semaines. D'ailleurs, dans mes autres observations, il a fallu également six à huit semaines pour amener le sang à un état physiologique.

Les deux mois d'essai du ferrocyanure de potassium dans notre première observation, et les deux mois et demi dans la seconde, ont donc été complétement perdus pour les malades.

L'occasion était favorable pour vérifier quelques faits relatifs à l'élimination rénale du ferrocyanure de potassium, et nous l'avons d'autant moins négligée que c'était un moyen de nous assurer que le médicament était pris régulièrement et conformément à nos prescriptions. Chaque matin, la recherche du ferrocyanure dans l'urine de la veille a été exécutée à l'aide du chlorure ferrique, qui donne, comme chacun le sait, naissance à du ferrocyanure ferrique (bleu de Prusse), lorsqu'on prend soin (Woëlher, Cl. Bernard) d'aciduler préalablement l'urine avec de l'acide chlorhydrique dilué. L'influence de la réplétion ou de la vacuité de l'estomac, celle des repas et de la quantité de boissons ingérées ont été étudiées avec soin dans des cas bien connus d'exstrophie de la vessie et nous n'avions pas à nous en occuper. Par contre, nous avions espéré mettre à profit cette longue expérimentation pour déterminer nettement l'influence exercée sur la production de l'urée et de la diurèse, mais il nous a été presque impossible d'obtenir régulièrement toutes les quantités d'urine rendue en vingt-quatre heures par nos malades, et, bien que les dosages d'urée aient été faits chaque jour, et que nous possédions les chiffres qui les expriment, la base des calculs (sécrétion en vingt-quatre heures) présente de telles variations qu'elle nous laisse dans le doute sur la valeur des tracés qui résument graphiquement cette étude. Un coup d'œil d'ensemble sur ces résultats secondaires de notre expérimentation nous donne néanmoins à penser qu'aux doses employées (2 à 6 grammes), l'influence du ferrocyanure sur la production de l'urée et sur la quantité d'urine éliminée est nulle ou tout au moins insignifiante.

Nous avons cru, dans nos premiers essais, que le prussiate jaune se transforme partiellement en ferricyanure pendant son passage dans l'économie. Mais le dosage d'un mélange de ferro et de ferricyanure coexistant en proportions extrêmement faibles dans une urine présente des difficultés très-grandes, et nous croyons que cette transformation n'a pas lieu.

Quant aux conclusions de ce travail, elles nous paraissent confirmatives, ou, pour mieux dire, démonstratives des opinions généralement admises sur l'action thérapeutique du ferrocyanure de potassium ; nous les résumerons dans les trois propositions suivantes :

1° Le ferrocyanure de potassium est inactif en tant que médicament ferrugineux, et il ne contribue en rien à la régénération des éléments colorés du sang ;

2° Le radical organo-métallique ne se modifie pas dans nos organes, car de même que le fer y reste inerte, le cyanogène y demeure inoffensif, puisqu'on peut, sans trouble pour la santé, l'administrer pendant quelques semaines à la dose de plusieurs grammes par jour ;

3° Ce sel n'exerce pas d'influence appréciable sur la diurèse ni sur la production de l'urée.

DES ALTÉRATIONS ANATOMIQUES DU SANG DANS L'ANÉMIE[1].

L'aglobulie ou anémie globulaire, lésion anatomique commune à un grand nombre de maladies, est caractérisée par une altération à la fois *quantitative* et *qualitative* des globules rouges. C'est le résultat d'une diminution dans la production des hématies et en même temps d'une perturbation dans l'évolution de ces éléments. Ce second phénomène a une importance telle que souvent il existe seul et que, souvent aussi, il est combiné avec une production exagérée d'éléments.

Cette altération qualitative des globules rouges, je me suis efforcé de la mettre en évidence et de l'étudier dans tous ses détails. Je la considére comme une lésion commune à toutes les anémies ayant atteint un certain degré, et non comme un fait particulier à telle ou telle anémie.

Je la rattache ainsi à une déviation dans l'évolution physiologique du sang, déviation qui fait le fond même de toutes les anémies et se retrouve dans chaque espèce, chaque variété.

Ce vice dans l'évolution physiologique des hématies se révèle par des altérations de volume, de couleur et de forme.

Les modifications dans le volume sont de toutes les plus faciles à remarquer et, en conséquence, elles ont, plus souvent que les autres, attiré l'attention des observateurs. Mais on s'était tellement habitué à considérer le globule rouge comme un élément fixe et inaltérable qu'on a cru devoir faire

[1] Fragment d'une communication faite au *Congrès international des sciences médicales*, 5e session (Genève, septembre 1877).

de ses altérations de diamètre des lésions spéciales à telle ou telle forme morbide.

Ainsi, on a désigné sous le nom de *microcythémie* un état dans lequel le sang renferme un plus ou moins grand nombre de petits globules qu'on a cru doués de propriétés particulières ; d'autre part, et par opposition, on a signalé la *macrocythémie* comme une autre altération particulière des globules rouges, altération dont M. Malassez a voulu faire un caractère propre à l'anémie saturnine.

Après avoir fait porter mes recherches sur toutes les variétés d'anémie, je crois pouvoir dire que ni la microcythémie, ni la macrocythémie ne sont des altérations des globules spéciales à telle ou telle maladie. Dans toute anémie, quelle qu'elle soit, le trouble apporté à la formation et au développement des globules fait apparaître des formes anomales d'hématies rappelant plus ou moins nettement l'état fœtal des éléments.

Tandis qu'à l'état normal, et chez l'adulte, les différentes variétés de globules quant à la taille (grands, moyens, petits) sont mélangés en proportions toujours fort analogues, chez les anémiques les éléments deviennent très-inégaux et l'on trouve des globules de dimensions extrêmes, en proportions très-variables.

La plus fréquente des modifications du sang est évidemment celle qui résulte de l'accumulation d'éléments plus ou moins petits et quelquefois si exigus que j'ai cru devoir les désigner sous le nom de *globules nains*.

Ces globules, petits et nains, loin d'être des éléments en voie de régression, de disparition, sont, croyons-nous, des globules jeunes, incomplétement développés. On peut en trouver dans toutes les anémies sans exception aucune ; aussi bien dans les anémies symptomatiques que dans celles qui sont dites spontanées. Ils ne caractérisent en aucune façon, ainsi que l'a prétendu récemment M. Eichhorst, l'anémie grave, dite pernicieuse [1]. Au contraire, c'est dans les anémies de moyenne intensité, alors que le nombre des globules est

[1] Eichhorst, *Ueber die Diagnose der progressiven perniciösen Anämie* (*Centralbl. f. med. Wissensch*, p. 466, 1876).

relativement élevé (quelquefois plus élevé qu'à l'état normal), que ces petits globules sont particulièrement abondants.

Relativement à la facilité avec laquelle ils se transforment dans quelques cas en globules sphériques, propriété qui leur a valu le nom de microcytes, j'ai émis l'opinion que cet état sphérique ne préexiste pas dans le sang. Toutes les hématies, dès qu'elles apparaissent à l'état d'élément distinct, sont discoïdes et biconcaves; la transformation en microcytes est la conséquence de l'action des agents extérieurs.

Les jeunes globules sont plus vulnérables que les adultes complétement développés, et ce fait s'observe non-seulement chez les anémiques, mais aussi à l'état physiologique, chez le nouveau-né, par exemple, dont le sang contient toujours une petite proportion de globules nains.

A coté du globule trop petit vient se placer tout naturellement le globule monstrueux en sens opposé, le globule volumineux ou *géant*. Sa signification physiologique est moins claire; mais l'hypertrophie est encore une forme fœtale, une sorte de retour vers l'état embryonnaire.

Bien que j'aie vu dans le sang des anémiques des globules atteignant jusqu'à 12 et 14 μ de diamètre, je n'y ai jamais observé les globules rouges à noyaux signalés par quelques auteurs, et je pense, d'après les faits publiés jusqu'à présent, que ces éléments appartiennent à certaines formes de leucocythémie et non à l'anémie proprement dite.

Pas plus que les globules nains, les grands et les géants ne peuvent caractériser une espèce ou une variété particulière d'anémie et le plus ordinairement on trouve ces hématies de dimensions extrêmes dans le même échantillon de sang. Contrairement a l'assertion de M. Eichhorst, c'est dans les anémies graves ou intenses (des 3e et 4e degrés) que les globules géants sont relativement le plus nombreux et j'ai pu dire que le volume des globules est, en général, en raison inverse de leur nombre.

Immédiatement après les variations dans la taille vient se placer la décoloration.

Il est bien rare qu'une préparation de sang anémique ne contienne pas toujours un bon nombre de globules tout à fait corrects sous le rapport de la forme et du diamètre; au contraire, il est extrêmement fréquent d'observer une diminution plus ou moins marquée dans la coloration de tous les éléments sans exception.

Que le sang soit examiné pur dans la chambre humide, ou bien dilué à l'aide d'un liquide convenable, ou bien même à l'état sec, pour tout œil exercé cette décoloration est très-souvent des plus frappantes, surtout si l'on a soin d'observer comparativement une préparation de sang normal. Tantôt cette décoloration porte également sur tous les globules, sans exception, tantôt elle n'en atteint qu'un certain nombre, d'ailleurs fort variable.

Je dirai d'elle ce que j'ai déjà dit des autres caractères de l'aglobulie : elle n'appartient pas en propre à telle ou telle maladie ; on la rencontre à des degrés divers chez tous les anémiques, pourvu, je le répète, que l'anémie soit suffisamment accentuée.

La dernière des altérations anatomiques dont il me reste à parler consiste en déformations plus ou moins marquées des éléments. Je n'insisterai pas sur la description de ces déformations ; mais je ferai remarquer qu'elles ne sont pas le résultat de l'action des liquides employés pour l'examen du sang. On les observe fort bien dans le sang pur où elles paraissent être la conséquence d'une mollesse anomale de l'hématie. Mais, fait intéressant, la forme typique de l'élément est toujours conservée ; plus mou, plus visqueux, le globule se laisse allonger et étirer particulièrement sur son bord sans reprendre aussi aisément qu'un globule sain son apparence primitive ; mais sa forme biconcave, typique est respectée, et lorsque le sang est dilué avec un liquide laissant intacte la forme des globules, on voit que toutes les hématies, même les plus déformées, conservent leur biconcavité.

Dans cette note d'une portée très-générale je ne puis exposer les caractères des types variés auxquels peuvent donner lieu par leurs groupements divers les altérations que je viens d'indiquer brièvement. Je passerai également sous silence l'évolution de la lésion anatomique et les caractères de ses divers degrés. J'ajouterai seulement à l'appui des idées que je mets en avant, qu'on observe souvent plus de différence entre les échantillons de sang recueillis chez des malades atteints de la même maladie qu'entre ceux provenant d'anémiques atteints de maladies différentes.

Cela veut-il dire que ces maladies ne puissent retentir sur le sang à leur manière et que l'aglobulie soit une lésion uniforme ? Évidemment non. Mais c'est une altération commune, ressortissant dans son ensemble aux lois qui régissent la production et l'évolution des globules rouges. Les aglobulies de différentes origines ne se distinguent les unes des autres que par cette origine même et, par suite, leur mode de genèse et de développement, leur manière d'être sont subordonnés entièrement à la nature de la maladie qui les produisent.

La conséquence immédiate des modifications précédemment décrites, conséquence d'une grande importance au point de vue physiologique, consiste en une diminution de la quantité d'hémoglobine contenne dans le sang.

Tant qu'on a cru à l'inaltérabilité des globules rouges, on a supposé que la pauvreté du sang en hémoglobine était proportionnelle à la diminution du nombre des globules.

Mes études m'ont conduit à une formule tout opposée.

Un des caractères fondamentaux de l'aglobulie persistante (la seule vraie, l'aglobulie aiguë temporaire par perte de sang étant de l'hydrémie), c'est une diminution dans la quantité d'hémoglobine hors de proportion avec le nombre des globules rouges.

Ce fait est général comme tous ceux dont je me suis occupé jusqu'à présent ; il est simplement la conséquence des altérations des hématies.

Déjà, en 1867, Johann Duncan avait obtenu dans la chlorose des résultats de ce genre ; mais les trois observations de cet auteur, faites sur du sang extrait à l'aide de sangsues, sont d'une insuffisance notoire. Quelques médecins en ont cependant conclu que, dans l'anémie chlorotique, les globules rouges du sang sont altérés dans leur composition intime.

Le fait est vrai : les hématies des chlorotiques n'évoluent pas comme dans le sang sain ; elles n'arrivent pas pour ainsi dire à l'état parfait ; il semble qu'elles ne trouvent pas dans l'organisme les éléments nécessaires à leur développement normal. Mais ces conditions anomales, réalisées dans la chlorose, existent également dans tous les autres cas d'aglobulie.

Les altérations des éléments colorés ne sont pas particulières à la chlorose ; elles sont, je le répète, d'ordre commun, la conséquence d'une loi générale, et cette loi je ne crois pas qu'elle ait été déjà formulée.

Parmi les faits que j'ai déjà publiés, je rappellerai surtout celui qui concerne les fluctuations dans le contenu des globules rouges en hémoglobine (valeur individuelle des globules) selon les divers degrés d'anémie : ce n'est pas dans les anémies les plus fortes, les plus graves que la valeur individuelle des hématies tombe le plus bas, bien au contraire. L'hypertrophie des globules qui est habituelle dans ces cas compense en partie, et quelquefois même complétement, la perte en hémoglobine ; on trouve des globules ayant presque, en moyenne, la valeur des globules sains dans des anémies extrêmes, alors qu'au contraire dans certaines anémies moins prononcées les globules malades valent à peine le tiers d'un nombre égal de globules sains.

Ce fait ne prouve pas que les globules rouges sont peu altérés ou même sains dans les anémies graves ; il montre que, dans les cas moyens, la puissance de régénération des globules n'est pas atteinte. Les éléments se forment alors en grand nombre et souvent même deviennent plus abondants qu'à l'état sain ; mais malgré cette activité formative, d'où résulte l'élévation du chiffre des globules, l'entrave apportée au développement régulier des éléments est telle que l'anémie n'en est pas moins nettement et solidement constituée.

De plus, le même fait semble établir que dans les anémies plus intenses la production des globules est atteinte dans sa source, que l'organisme épuisé ne peut plus former une quantité suffisante d'éléments rouges.

On peut donc admettre que, dans l'anémie de moyenne intensité, les organes formateurs du sang restent indemnes et, qu'au contraire, dans l'anémie intense ou extrême ces organes sont altérés ou tout au moins profondément troublés dans leur fonction. Dans le premier cas l'aglobulie serait due à ce que les globules, quoique formés en abondance, ne trouveraient pas dans l'organisme les conditions ou les matériaux nécessaires à leur développement complet. Dans le dernier cas les hématies seraient formées en trop faible proportion, mais elles parviendraient relativement à un état plus avancé de développement ; en tout cas, grâce à leur hypertrophie, elles contiennent alors une quantité presque normale d'hémoglobine tout en conservant, à beaucoup d'égards, les caractères d'éléments pathologiques.

Le résultat fourni par la détermination de la valeur individuelle des globules n'est pas, on le voit, en rapport direct avec l'altération des hématies ; il dépend à la fois du volume et de la coloration de ces éléments. De tous les caractères anatomiques de l'aglobulie, c'est donc bien l'altération des globules, telle qu'elle est révélée par l'examen direct, qui a le plus de signification.

Ces derniers faits sont d'une application toute particulière à l'étude du traitement de l'anémie.

Il est clair, en effet, que dans tous les cas où l'aglobulie dépendra d'une altération des organes ou des éléments formateurs du sang, l'indication thérapeutique aura pour objet de modifier cette altération. Malheureusement il s'agira bien souvent de lésions organiques viscérales au-dessus des ressources de l'art. Mais il existe toute une catégorie d'anémies curables, dites spontanées, qui sont dues surtout à une évolution imparfaite des hématies et dans lesquelles la production des éléments reste active.

Ce sont là les anémies qui guérissent par le fer.

J'ai fait des recherches multipliées sur l'action de ce précieux médicament, et je suis persuadé qu'il ne représente pas un agent banal, amenant par excitation générale des fonctions la guérison de l'anémie.

De même que l'aglobulie est, en ce qui touche les éléments du sang, affaire de qualité et de nombre, mais de qualité avant tout, de même l'action du fer se traduit spécialement par une heureuse modification de la qualité des globules.

Il semble qu'en l'introduisant dans l'organisme sous une forme convenable, on produise artificiellement les conditions requises pour l'évolution complète et normale des hématies.

Je montrerai plus tard par la publication détaillée de mes

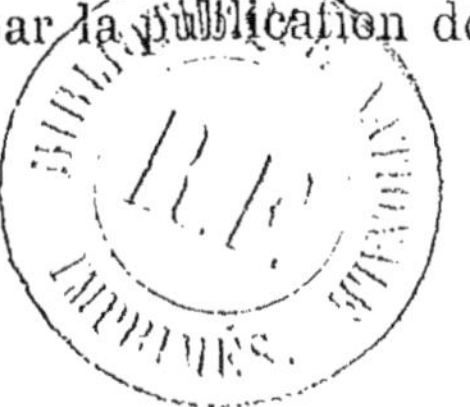

observations que, s'il est facile d'exciter chez les anémiques la formation des hématies, nul médicament autre que le fer n'impresionne aussi rapidement et aussi sûrement la qualité de ces éléments.

Bien mieux, et cela s'observe à merveille chez les chlorotiques, les malades soumis à un traitement antianémique peuvent, sans être guéris, acquérir un nombre normal de globules rouges; ils ne sont réellement guéris que lorsque ces éléments sont devenus physiologiques.

Tel est le secret, suivant moi, des rechutes si fréquentes de la chlorose. J'ai suivi un certain nombre de mes malades pendant plusieurs années : elles ont été guéries d'une façon définitive le jour où leurs hématies sont devenues tout à fait normales, et constamment elles avaient à ce moment moins de globules rouges qu'à l'époque de la guérison imparfaite.

J'ai donc eu raison de dire que le caractère le plus persistant et le plus essentiel de l'anémie chronique consiste dans l'altération des hématies et que l'action propre du fer a précisément pour effet de faire disparaître jusqu'aux dernières traces de l'élaboration imparfaite de ces éléments.

DES CARACTÈRES ANATOMIQUES DU SANG CHEZ LE NOUVEAU-NÉ PENDANT LES PREMIERS JOURS DE LA VIE [1].

I. — A sa sortie des capillaires cutanés, le sang du nouveau-né est noir, presque à l'égal du sang veineux, et cette couleur, très-accusée chez l'enfant n'ayant encore fait qu'un petit nombre d'inspirations, s'atténue un peu au bout de quelques heures, mais elle persiste pendant les premiers jours de la vie jusqu'à une époque encore indéterminée. Elle est encore plus noirâtre que celle du sang de l'adulte, douze jours après la naissance.

II. — Sous le rapport de leurs dimensions, les globules rouges sont beaucoup plus inégaux que chez l'adulte : les plus grands dépassent les grands globules de l'adulte et, de même, les plus petits sont plus petits que chez ce dernier. Voici les résultats fournis par mes mensurations micrométriques :

Diamètre du plus petit globule nain	3μ,25
— moyen des globules nains	5μ,5
— — des petits globules	6μ,5
— — des globules moyens.......	7μ,5
— — des grands................	8μ,5
— — des géants................	9μ,5
— du plus grand globule............	10μ,25

Ces globules de dimensions diverses sont mélangés dans des

[1] Extrait des *Comptes rendus de l'Acad. des sciences*, 21 mai 1877. (Ce travail a été fait en grande partie à la Maternité où, j'ai reçu l'accueil le plus bienveillant dans le service de M. Tarnier.)

proportions irrégulières, qui, en se modifiant sensiblement d'un jour à l'autre, rendent impossible la détermination précise de la moyenne générale des dimensions globulaires.

III. — Les globules rouges de l'enfant paraissent différer légèrement des globules d'adulte au point de vue de leur composition intime. En effet, ils s'endosmosent et se déforment plus rapidement au contact des réactifs et de l'humidité; les petits globules notamment se transforment facilement en globules sphériques.

IV. — Le nombre des globules rouges contenus dans 1 millimètre cube est à peu près aussi élevé, au moment de la naissance, que chez les adultes les plus vigoureux et, par suite, toujours notablement supérieur à celui des globules du sang de la mère. Le chiffre moyen résultant de numérations faites sur dix-sept enfants est de 5 368 000. Le chiffre le plus fort est de 6 262 000 et le plus faible de 4 340 000. Le résultat fourni par ces numérations paraît être influencé par la manière dont est faite la ligature du cordon. Sur six enfants qui ont eu le cordon lié immédiatement, le chiffre moyen est de 5 087 000. Sur huit enfants dont le cordon n'a été lié qu'après cessation des battements de l'artère ombilicale, la moyenne est de 5 576 000, ce qui fait une différence de 489 000 en faveur de ces derniers. Cette différence persistait encore au bout de 48 heures, mais elle n'était plus à ce moment que de 432 000. Je n'ai pas recherché si elle était encore appréciable au bout d'un temps plus long.

V. — Le pouvoir colorant du sang de l'enfant (c'est-à-dire la proportion d'hémoglobine déterminée à l'aide du procédé chromométrique que je mets en usage) est, en moyenne, aussi fort que celui du sang de l'adulte.

VI. — Au moment de la naissance, on trouve les mêmes variétés de globules blancs que chez l'adulte. Toutefois, ces éléments sont un peu plus petits, et ceux de la petite variété, nommés *globulins*, sont relativement plus abondants [1]. Pen-

[1] Les petits globules blancs en question sont constitués chez l'enfant comme

dant les deux ou trois premiers jours de la vie, le nombre des globules blancs est trois ou quatre fois plus grand que chez l'adulte. La moyenne de mes numérations indique, pour les quarante-huit premières heures, 18 000 globules blancs par millimètre cube, tandis que chez l'adulte la moyenne des globules blancs est d'environ 5 000.

VII. — Après la naissance, le sang de l'enfant éprouve des modifications importantes.

Dans une première période correspondant à la diminution du poids du nouveau-né, le nombre des globules, tant rouges que blancs, reste stationnaire ou augmente légèrement; puis, au moment où l'enfant arrive à son minimum de poids, c'est-à-dire en général le troisième jour, on observe à la fois un abaissement brusque et considérable dans le nombre des globules blancs, qui de 18 000 descend à 6 000 ou même 4 000, et une élévation dans le nombre des rouges, qui atteint, en général, son maximum.

La diminution du nombre des globules blancs est un phénomène constant, mais, chez quelques enfants, le chiffre minimum de ces éléments n'est atteint que douze ou vingt-quatre heures après l'abaissement minimum du poids du corps. Quant à l'élévation du chiffre des rouges, elle est très-variable (de 100 000 à 600 000) et non constante. Le nombre de ces derniers globules ne dépend pas d'ailleurs uniquement de la perte aqueuse que l'enfant peut éprouver par suite de l'inanition des premières heures; il est influencé également et surtout par la production plus ou moins abondante de nouveaux éléments, et probablement aussi par l'activité plus ou moins grande dans la résorption de la lymphe qui imbibe les tissus du nouveau-né.

VIII. — A partir de l'époque où l'enfant reprend du poids,

chez l'adulte, par un noyau sphérique entouré d'une mince couche de protoplasma. Ils ne représentent pas, comme je le croyais au moment de la rédaction de cette note, les corpuscules désignés par divers auteurs, sous le nom de globulins. J'ai reconnu, depuis, que ces derniers, tels qui ont été décrits par Donné, par exemple, sont probablement des hématoblastes ou des globules rouges altérés par l'eau.

le nombre des globules blancs se relève un peu; il présente des oscillations plus fortes que chez l'adulte et reste en général plus élevé que chez ce dernier jusqu'à une époque encore indéterminée. Il est alors en moyenne de 7 000 à 9 000. Le nombre des globules rouges devient et reste définitivement plus faible, et, dans le cours de la seconde semaine, on constate habituellement une diminution d'environ un demi-million sur le chiffre initial.

IX. — Les fluctuations dans la constitution anatomique du sang, tant sous le rapport des variations de diamètre des hématies que du nombre de ces éléments, sont très-sensibles d'un jour à l'autre, et c'est là un des caractères les plus frappants du sang de l'enfant. Pour les enfants qui se développent normalement, ces fluctuations sont, à partir du troisième jour, complétement indépendantes des variations dans le poids; elles paraissent résulter uniquement de la formation plus ou moins active d'éléments nouveaux et, par suite, le nombre des globules est inversement proportionnel à la moyenne des dimensions globulaires, les augmentations coïncidant avec les plus fortes proportions de petits globules, les diminutions, au contraire, avec l'augmentation des dimensions moyennes de ces éléments.

Les modifications d'un jour à l'autre dans la proportion des globules de diamètres différents entraînent des fluctuations correspondantes dans le pouvoir colorant du sang. Non-seulement ce pouvoir colorant varie d'un jour à l'autre pour l'unité de volume, mais encore il est rarement proportionnel au nombre des globules. La valeur individuelle de ces éléments peut osciller, chez le même enfant, de 0,85 à 1,05 (1 représentant la moyenne normale de l'adulte), et pareil écart s'observe quelquefois d'un jour à l'autre.

X. — Le sang du nouveau-né présente, on le voit, des caractères lui appartenant en propre et assez importants pour qu'on puisse le désigner sous le nom de *sang fœtal*. Ce sang fœtal est constitué par des éléments ayant encore en partie les caractères des globules de l'embryon. Les fluctuations qu'il éprouve d'un jour à l'autre se rapportent évidemment à son *état d'évolution*.

Cette étude comportera certainement des déductions pathologiques. Nous ferons observer dès maintenant que, de la comparaison du sang des anémiques avec celui du nouveau-né, il résulte que dans l'aglobulie le sang subit, sous un certain rapport, une sorte de retour vers l'état fœtal.

SUR LA NATURE ET LA SIGNIFICATION DES PETITS GLOBULES ROUGES DU SANG[1].

I. — On a dit que les petits globules étaient des éléments en voie d'atrophie, parce qu'ils se présentent souvent sous une forme anomale. En effet, lorsqu'on examine, dans la chambre humide, un sang qui en renferme une certaine proportion, on voit que plusieurs d'entre eux prennent une forme sphérique, vésiculeuse, quelquefois en même temps mûriforme.

Ils ressemblent alors à de petites boules mesurant de 3 à 6 μ et présentant une coloration variable. Les plus petits globules sphériques sont souvent très-réfringents et d'une coloration plus foncée que les autres globules ; d'autres sont, au contraire, plus pâles et comme en voie de dissolution. Sous ces apparences, ces hématies ont été prises par Masius et Vanlair, et depuis par d'autres observateurs, pour des éléments particuliers et décrits sous le nom de *microcytes*.

D'après mes recherches physiologiques et cliniques, ces prétendus microcytes ne sont que des globules modifiés par les agents extérieurs. Ils ne préexistent pas dans le sang, et leur nombre varie dans une préparation suivant la manière dont elle est exécutée [2].

[1] Extrait des *Comptes rendus de l'Acad. des sciences*, 28 mai 1877.

[2] Il suffit que l'une des plaques de verre qui servent à faire la préparation soit couverte de buée, pour qu'un certain nombre de globules rouges se transforment en microcytes. Le même phénomène se produit lorsque l'endroit où l'on prend le sang est un peu humide, soit qu'après avoir été lavé, il ait été mal séché, soit qu'il se trouve mouillé par un peu de sueur.

Les plus petits éléments qu'on puisse reconnaître dans le sang comme ayant les caractères des globules rouges ne mesurent que 2μ,5. Malgré leur exiguïté, ils sont déjà parfaitement discoïdes et biconcaves, et ils ont absolument la même forme que les grands; mais leur coloration, même à l'état sain, est variable, tantôt faible, tantôt normale. Entre ces petits globules et les géants atteignant jusqu'à 12 et 14μ on peut trouver tous les intermédiaires, et ces éléments sans exception sont tous parfaitement *discoïdes* et *biconcaves*. La forme biconcave est tellement spécifique, en quelque sorte, qu'elle persiste même dans les cas pathologiques, alors que les globules altérés paraissent plus mous et déformés, les déformations consistant seulement en une perte de la forme arrondie ou discoïde.

Cependant les faits relatifs aux éléments désignés sous le nom de *microcytes* sont réels et d'observation vulgaire. Ils s'expliquent simplement, d'après nous, par les qualités particulières que possèdent les petits globules.

Les globules en boule fortement colorés paraissent être dans une sorte d'état tétanique, car certains réactifs leur rendent, en les tuant, une forme normale, biconcave; les globules pâles, en voie de dissolution, sont des éléments très-vulnérables ayant subi plus facilement que les autres les effets de l'endosmose.

Ces propriétés des petits globules s'observent aussi bien à l'état normal qu'à l'état pathologique. Toutefois, il est possible que certains états morbides puissent rendre les petits globules plus facilement transformables en microcytes.

II. — Cela posé, relativement à la nature des petits globules rouges, pour arriver à connaître la signification de ces éléments, j'ai noté avec soin toutes les circonstances dans lesquelles on les rencontre, soit chez l'homme sain, soit chez l'homme malade.

A) Les globules *nains* sont extrêmement rares chez l'adulte bien portant. Au contraire, chez le nouveau-né cet élément est constant; on n'en trouve guère que 1 sur 100 à 200; mais le sang de l'enfant contient souvent aussi une assez grande proportion de petits globules. (Voir note du 21 mai 1877.)

Les globules *nains* se montrent également à l'état normal chez la femme pendant la période menstruelle. L'hémorrhagie physiologique des règles, loin de produire une diminution dans le nombre des globules rouges, ainsi qu'on pourrait s'y attendre, s'accompagne, au contraire, d'une élévation dans le nombre de ces éléments. Mais des globules nains apparaissent, la proportion des petits globules augmente et, par suite, la moyenne des dimensions globulaires s'abaisse. Malgré le nombre plus fort des hématies, la richesse globulaire du sang est affaiblie.

B) A l'état morbide, les circonstances dans lesquelles on observe des globules *nains*, ainsi que des proportions exagérées de petits globules, sont extrêmement nombreuses. Il me serait impossible de les indiquer toutes; je me bornerai à énumérer les principales.

« 1° Toutes les fois qu'à la suite d'une perte de sang (accouchement, épistaxis, hémoptysie, hématémèse, métrorrhagie, etc.) les globules rouges, d'abord moins nombreux commencent à se multiplier, on voit apparaître des globules nains et des petits globules;

« 2° Lorsqu'à la fin d'une maladie aiguë (fièvre typhoïde, variole, rhumatisme, etc.) les malades entrent en convalescence et que le nombre des globules rouges, d'abord abaissé, augmente, on voit également survenir des globules nains et une plus forte proportion de petits globules;

3° Dans toutes les anémies chroniques de moyenne intensité, quelle que soit leur origine, on trouve une proportion variable de globules nains et de petits globules. (*Voir* notes des 3, 10 et 17 juillet 1876.) Ces petits éléments, même lorsqu'ils prennent dans la chambre humide la forme microcytique, ne caractérisent en aucune manière un état pathologique particulier.

Dans ces diverses maladies les fluctuations de nombre que présentent ces globules, et que nous avons déjà fait connaître, sont importantes à rappeler ici :

La proportion des petits globules est, en général, d'autant plus grande que le nombre des globules contenus dans l'unité de volume est plus élevé.

Lorsque, chez les anémiques, le nombre des globules s'accroît rapidement, s'il n'y avait pas de globules petits et nains, on en voit apparaître un nombre plus ou moins grand; si déjà il en existait la proportion en augmente notablement.

Inversement, dans les anémies en voie d'amélioration, lorsque le nombre des globules d'abord très-élevé diminue, la proportion des globules petits et nains devient moins grande, et, par suite, chaque globule a une plus forte valeur individuelle.

Les petits globules rouges du sang, aussi bien à l'état pathologique qu'à l'état normal, se montrent donc toutes les fois qu'il se fait une production active de nouveaux éléments. Ils caractérisent un sang en voie d'*évolution* ou de *réparation*. J'en conclus que *ces petits éléments sont des globules jeunes, incomplétement développés*. Ils ne diffèrent des globules adultes que par leur exiguïté et la facilité avec laquelle certains d'entre eux deviennent sphériques lorsqu'ils sont sortis des vaisseaux.

Lorsque ces globules jeunes trouvent dans l'organisme les conditions nécessaires à leur évolution normale, on ne les retrouve dans le sang général qu'au moment où ils se forment en très-grand nombre à la fois (premières semaines de la vie, période menstruelle), et dans ces circonstances ils ne sont jamais très-abondants. Dans les cas pathologiques où les globules de nouvelle formation ne sont plus dans les conditions favorables à leur évolution complète, ils restent petits et s'accumulent, sous cette forme, dans le sang en proportion quelquefois considérable. Telle est la raison, sans doute, pour laquelle les petits globules abondent chez quelques anémiques, qui produisent beaucoup d'hématies sans pouvoir amener ces éléments à l'état parfait.

DES HÉMATOBLASTES ET DE LA COAGULATION DU SANG[1].

(Article extrait de la *Revue internationale des sciences*, mars 1878.)

L'opinion le plus généralement acceptée touchant l'origine des globules rouges est celle qui fait provenir ces éléments du sang d'une transformation progressive des globules blancs. Si l'on s'en tient à l'examen de cette question chez le nouveau-né et l'adulte, on voit que cette opinion ne présente encore en sa faveur qu'un petit nombre de faits peu concluants. Les principales observations ont eu pour objet le sang des ovipares.

Wharton Jones (*Philosophical Transactions*, 1846) et Hensen (*Zeitschrift für wissenschaft. Zoologie*, Bd. XI) avaient déjà noté dans le sang de la grenouille des corpuscules incolores analogues aux globules rouges, lorsque von Recklinghausen [2], en se plaçant dans certaines conditions, trouva dans le sang du même animal des corpuscules fusiformes incolores. En examinant pendant plusieurs jours, dans une chambre humide particulière, du sang de grenouille recueilli chez des individus ayant subi auparavant une hémorrhagie, cet anatomiste crut voir se développer de

[1] *Sur l'évolution des globules rouges dans le sang des vertébrés ovipares* (in *Compt. rend. Acad. des sc.*, 12 novembre 1877). — *Note sur les caractères et l'évolution des hématoblastes chez les ovipares* (in *Compt. rend. Soc. de biol.*, 24 novembre et 1er décembre 1877. — *Gaz. méd.*, nos 2 et 4, 1878). — *Sur l'évolution des globules rouges dans le sang des animaux supérieurs (vertébrés vivipares)* (in *Compt. rend. Acad. des sc.*, 31 décembre 1877). — *Sur la formation de la fibrine du sang étudiée au microscope* (in *Compt. rend. Acad. des sc.*, 7 janvier 1878).

[2] Von Recklinghausen, *Ueber die Erzeugung von rothen Blutkœrperchen* (*Arch. f. mikrosk. Anat.*, t. II, p. 137, 1866).

nouveaux éléments colorés dont il attribua la formation à des modifications successives des globules blancs contractiles. A. Schklarewsky [1] et Golubew [2] ont publié des faits analogues, et leurs travaux ont contribué à faire admettre que le sang de la grenouille contient un certain nombre d'éléments intermédiaires entre les globules blancs et les hématies. Plus récemment, dans un travail très-intéressant, M. Vulpian [3] a décrit les modifications anatomiques qui surviennent dans le sang des grenouilles auxquelles on fait subir une forte perte sanguine. Il a insisté surtout sur l'apparition, au moment de la régénération du sang, d'un grand nombre de cellules incolores. « Ces cellules, dit-il, d'abord petites, relativement arrondies ou sphéroïdales, deviennent discoïdes, puis prennent une forme ovalaire tout en restant aplaties et acquièrent un volume plus grand, progressivement croissant.

« Lorsqu'elles ont atteint le volume des globules rouges, ou plutôt même avant de l'avoir atteint, elles se colorent en produisant de l'hémoglobine et deviennent de véritables hématies. »

Sans se prononcer d'une manière aussi affirmative que les auteurs précédents sur l'origine de ces cellules, M. Vulpian incline à croire qu'elles proviennent des leucocytes.

Cette question ne serait pas douteuse d'après M. Pouchet, qui tout dernièrement a proposé de considérer comme *leucocytes typiques*, ceux-là même des éléments du sang qu'il pense être destinés à devenir des hématies [4]. Ces leucocytes constitueraient les éléments propres de la rate et deviendraient dans le sang des globules rouges [5].

Les recherches qui ont été faites sur le sang des mammi-

[1] Alexis Schklarewsky, *Beitræge zur Histogenese des Blutes* (*Centralbl. für med. Wissensch.*, p. 865, 1867).

[2] Alex. Golubew, *Ueber die Erscheinungen welche elektrische Schläge an den sogenannten farblosen Formbestandtheilen des Blutes hervorbringen* (*Sitzb. d. k. Akad. d. Wiss. zu Wien*, April 1868).

[3] A. Vulpian, *De la régénération des globules rouges du sang chez les grenouilles à la suite d'hémorrhagies considérables* (*Compt. rend. Acad. des sc.*, 4 juin 1877).

[4] G. Pouchet, *Note sur la genèse des hématies chez l'adulte* (*Soc. de biol.*, 6 novembre 1877). — *Sur les leucocytes et la régénération des hématies* (*Soc. de biol.*, 5 janvier 1878).

[5] *Voyez* la *Revue internationale des sciences*, n° 9, p. 278 ; n° 10, p. 303.

fères, fournissent encore moins d'arguments en faveur de cette prétendue transformation des globules blancs en hématies. Cependant on peut citer à ce propos quelques observations isolées. Kölliker [1] a trouvé dans le sang du foie et dans celui de la rate, chez de jeunes mammifères (chats, chiens, souris) encore à la mamelle des hématies incolores et des cellules rouges à noyau. Il est convaincu, sans pouvoir en fournir la preuve directe, que les globules rouges sont formés par les petits corpuscules du chyle, lesquels perdraient leur noyau, s'aplatiraient et se chargeraient d'hémoglobine.

Erb [2] a soutenu une doctrine analogue en s'appuyant, d'une part, sur l'examen du sang de divers animaux auxquels il avait pratiqué préalablement des émissions sanguines plus ou moins abondantes et, d'autre part, sur l'étude du sang de divers malades anémiques.

Il trouva dans ces divers cas un nombre variable de corpuscules rouges, à contenu granuleux, qu'il considéra comme des hématies en voie de développement. Ainsi que Kölliker le fait observer avec raison, de semblables éléments peuvent être tout aussi bien des globules anciens en voie de destruction que des hématies de nouvelle formation.

D'autre part, dans un certain nombre d'observations de leucémiques, on a signalé la présence dans le sang de globules rouges nucléés, analogues aux corpuscules nucléés des embryons de l'homme et des mammifères (Klebs, A. Böttcher, von Recklinghausen, etc.).

Ces derniers faits ont acquis de l'importance depuis les recherches de Neumann [3] sur la moelle des os. D'après cet auteur, en effet, la moelle des os et surtout la moelle rouge, contient à l'état normal des globules rouges à noyaux et toute une série de formes intermédiaires entre les globules blancs et les globules rouges.

1 Kölliker, *Éléments d'histologie* (p. 826 et suivantes de la dernière traduction française).

2 Erb, *Zur Entwickelungsgeschichte der rother Blutkœrperchen* (*Virchow's Arch.*, Bd. XXXIV, p. 138).

3 E. Neumann, *Ueber die Bedeutung des Knochenmarkes für die Blutbildung* (*Centralbl. f. d. med. Wiss.*, p. 689, 1868 et *Arch. der Heilkunde*, X, 68-102, 1869).

Bizzozero [1] et Hoyer [2] ont confirmé ces recherches qui tendent à démontrer que les hématies proviennent, chez les vivipares comme chez les ovipares, de la transformation des leucocytes.

Les études que je poursuis depuis quelque temps m'ont conduit à une conclusion complétement opposée à celle qui a cours dans la science.

Elles n'ont porté que sur le sang du nouveau-né et de l'adulte et, par conséquent, elles ne peuvent en rien préjuger les questions qui se rattachent au développement des éléments chez l'embryon ni celles qui sont relatives à la structure de certains organes hématopoiétiques, tels que la rate et la moelle rouge des os.

J'avais déjà observé chez l'homme un certain nombre de faits physiologiques qui m'avaient permis de croire que les globules blancs et les hématies, chez le nouveau-né et l'adulte, sont des éléments complétement indépendants [3] lorsque j'entrepris l'examen de cette question chez les ovipares.

Je ne tardai pas à reconnaître, vers la fin de l'année 1876, qu'il existe chez ces animaux, à l'état normal, outre les leucocytes, des éléments incolores particuliers, ayant des propriétés et des caractères distinctifs.

Ces éléments étant destinés à devenir des globules rouges, je les fis connaître récemment sous le nom d'*hématoblastes*, dénomination qui a déjà été employée par divers auteurs pour désigner tantôt les éléments formateurs des vaisseaux et tantôt ceux des globules rouges. Ils représentent des globules rouges sous les formes les plus jeunes qu'on puisse observer dans le sang et les plus petits d'entre eux sont au moins aussi petits que les plus petits globules blancs.

Le sang normal en renferme d'une manière constante et

1 Bizzozero, *Sulla funzione ematopoetica del midollo delle ossa* (Anal. in *Centralbl. f. med. Wiss.* p. 881, 1868 et 2e comm. in *Centralbl.*, p. 149, 1869).

2 Hoyer, *Zur Histologie des Knochenmarkes* (*Centralbl. f. med. Wiss.*, 244-257, 1869).

3 *Des caractères anatomiques du sang dans les anémies* (3e note) (*Compt. rend. Acad. des sc.*, 17 juillet 1876). — *Sur la nature et la signification des petits globules rouges du sang* (*Compt. rend. Acad. des sc.*, 28 mai 1877).

toujours un grand nombre. Ces éléments, plus ou moins abondants suivant certaines circonstances, sont, en effet, presque toujours beaucoup plus nombreux que les leucocytes. Ce n'est que par un développement progressif, pendant lequel leurs propriétés se modifient en même temps probablement que leur composition chimique, qu'ils deviennent des globules rouges d'abord imparfaits, puis normaux. Ce développement ne peut bien s'étudier, ainsi que l'ont vu les auteurs précédemment cités, que sur des animaux ayant éprouvé une forte hémorrhagie.

Dans ces conditions, on voit apparaître plusieurs formes de transition, mais aucune d'elles ne nous paraît résulter d'une transformation des leucocytes.

Si les hématoblastes ont des rapports plus ou moins intimes avec les globules blancs, ces rapports ne peuvent être constatés dans le sang lui-même et l'ensemble des faits que j'ai observés chez les ovipares comporte la conclusion suivante : les globules rouges elliptiques à noyaux sont distincts des globules blancs dès qu'ils apparaissent dans le sang.

L'existence d'un globule rouge, en quelque sorte ébauché, chez les ovipares, m'a conduit à penser qu'il devait y avoir un élément analogue dans le sang des vertébrés supérieurs, à globules nucléés.

Mis ainsi sur la voie, j'ai reconnu que les plus jeunes globules rouges des vivipares étaient de très-petits éléments, correspondant à beaucoup d'égards aux hématoblastes des ovipares.

Il existe donc dans le sang de tous les vertébrés des éléments jeunes, incomplétement développés qui peu à peu deviennent des globules rouges ordinaires.

Chez les vivipares, il est absolument impossible de confondre ces petits éléments avec les leucocytes. Or, malgré la différence à coup sûr très-grande qui existe entre les globules elliptiques et à noyaux et les globules rouges non nucléés, ne paraît-il pas difficile de supposer que les premiers ne sont que des globules blancs tandis que les seconds seraient, dès qu'il est possible de les distinguer, différents des leucocytes?

N'est-il pas plus scientifique de penser que l'évolution des globules rouges se fait suivant la même loi générale chez tous les vertébrés et d'admettre que la différence si nette existant dans le sang des vivipares entre les hématoblastes et les leucocytes est un argument en faveur de notre opinion sur la spécificité des hématoblastes de tous les vertébrés?

Si, chez les ovipares, ces éléments ont été confondus avec les globules blancs, c'est simplement, croyons-nous, parce qu'ils sont volumineux et qu'en se modifiant, hors de l'organisme, ils prennent rapidement des apparences qui rappellent celles des leucocytes. Au contraire, chez les vivipares, les hématoblastes étant très-petits et sans noyau ne peuvent en aucune façon et à aucun moment en imposer pour des globules blancs.

Si l'on recherche dans les principaux travaux qui ont paru sur le sang les faits qui paraissent se rattacher à leur histoire, on reste convaincu que ces éléments ont été vus par un grand nombre d'auteurs. Mais la rapidité avec laquelle ils se modifient, dès qu'ils sont sortis de l'organisme, me semble avoir jusqu'à présent empêché d'en comprendre la signification exacte.

Divers observateurs, parmi lesquels je citerai Gerber, Arnold, Andral, Donné, Fr. Simon, ont décrit dans le sang de petits éléments ou de petites particules qui se rapportent peut-être aux éléments en question; mais leurs observations ne sont pas assez précises pour qu'on puisse l'affirmer. On peut rester également dans le doute en présence des descriptions de Zimmermann [1], qui dans diverses publications a soutenu que les globules rouges se montraient d'abord sous la forme de petites vésicules incolores ou faiblement colorées, auxquelles il a donné le nom de *corpuscules élémentaires*. Malgré tous ses efforts, Zimmermann n'a pu faire accepter sa doctrine. On a reproché à cet observateur d'avoir étudié le sang à l'aide de solutions salines et d'avoir pris pour des éléments normaux des globules plus ou moins altérés par les réactifs (Hensen, Virchow, Max Schultze, Rollett, etc.).

Aussi, bien que les recherches de Zimmermann contiennent quelques observations exactes, n'en est-il fait aucune

[1] Zimmermann, *Rust's Magazin.*, Bd. LXVI, p. 171. — *Zeitschr. f. wissensch. Zoologie*, Bd. XI, p. 344. — *Virchow's Arch.*, Bd. XVIII, p. 221.

mention dans les traités d'histologie de Gerlach, Kölliker, Leydig, Frey.

Il faut arriver jusqu'au beau travail de Max Schultze [1] sur le sang pour trouver une description se rapportant sans conteste aux éléments que nous désignons sous le nom d'hématoblastes.

Mais Max Schultze ayant fait ses recherches sur du sang pur, maintenu à la température de la chambre ou même chauffé jusqu'à 40°, n'a vu et décrit que des hématoblastes altérés, réunis en amas plus ou moins considérables, amas dont il indique fort bien les principaux caractères. Cet habile anatomiste pense que ces amas proviennent de la désagrégation des globules blancs finement granuleux et qu'en tout cas ils ne jouent aucun rôle dans la production des globules rouges. Il propose de les désigner sous le nom de *plaques de granulations* (Körnchenbildungen), et il indique assez exactement les rapports de ces plaques avec le réticulum de fibrine.

L'opinion de Max Schultze a été généralement adoptée et, jusque dans les ouvrages les plus récents, les éléments que nous décrivons sous le nom d'hématoblastes sont considérés comme des granulations libres, isolées ou en amas [2].

Il nous paraît donc évident que les mêmes éléments ont été confondus, chez les ovipares, avec les leucocytes et, chez les vivipares, avec les granulations du plasma.

Cependant, il est un fait très-intéressant qui nous a servi beaucoup à préciser la nature des hématoblastes, je veux parler du rôle de ces éléments dans la coagulation du sang.

Les hématoblastes possèdent, en effet, chez tous les vertébrés, les mêmes propriétés générales. Ils sont, chez les vivipares comme les ovipares, d'une extrême vulnérabilité : dès qu'ils sont sortis des vaisseaux, ils se modifient, perdent une partie de leur substance, se groupent d'une certaine manière, se hérissent de pointes et, finalement, fournissent un point de départ au réseau filamenteux de fibrine dont la formation produit la coagulation du sang.

[1] Max Schultze, *Ein heizbarer Objecttisch und seine Verwendung bei Untersuchungen des Bluttes.* (*Arch. für mikrosk. Anatomie*, p. 1, 1865.)

[2] Ranvier, *Technique histologique*, fasc. 2.

J'ai cherché à mettre en relief, d'une manière très-sommaire, les caractères principaux des hématoblastes dans les diverses communications citées en tête de cet article. En rapportant ici les trois principales, j'y ajouterai quelques notes explicatives ou complémentaires.

I. — Note communiquée à la Société de biologie le 24 novembre 1877.

Lorsqu'on examine au microscope le sang d'un vertébré inférieur, d'une grenouille par exemple, en faisant la préparation de façon à ce que, immédiatement après être sorti du cœur ou des vaisseaux, le sang puisse pénétrer par capillarité sous la lamelle de verre, on voit passer rapidement sous ses yeux trois espèces d'éléments figurés : des globules rouges; des éléments arrondis, globuleux, réfringents, qui représentent les diverses variétés de globules blancs; puis des éléments également incolores comme les globules blancs, mais, en général, plus allongés, moins granuleux et moins réfringents.

Ces éléments, très-différents des globules blancs proprement dits, existent normalement et en grand nombre dans le sang de tous les ovipares.

Nous avons pris comme exemple le sang de la grenouille; retournons à notre préparation. Pendant que le sang pénètre plus ou moins rapidement entre la lame et la lamelle de verre, les éléments en question se présentent sous la forme de corpuscules pâles, grisâtres, à peine granuleux, ayant à peu près le volume des globules blancs petits ou moyens.

Ils sont le plus souvent fusiformes ou en amande, quelques-uns sont ovoïdes; mais, en général, d'un ovoïde plus allongé que celui des globules rouges; les plus petits et les moins nombreux sont arrondis, et d'un diamètre inférieur à celui des plus petits globules blancs.

A peine issus de l'organisme, ils acquièrent une viscosité remarquable et on les voit s'accrocher au verre, ce qui leur fait prendre souvent une forme très-allongée; puis ils adhèrent les uns aux autres en se groupant sous forme d'amas qui deviennent plus ou moins volumineux, suivant l'abondance de ces éléments dans le sang soumis à l'examen et suivant l'épaisseur de la couche de sang. Ces amas, fixés dans la préparation, constituent des obstacles qui retiennent au passage quelques globules blancs, et autour desquels les globules rouges tourbillonnent, s'accrochent et s'accumulent en formant une série de cercles de plus en plus grands [1].

Quand le courant liquide est arrêté, on voit alors que tous les globules rouges sont disposés de façon à dessiner des rosaces plus ou moins régulières et étendues, ayant pour centre un amas d'hématoblastes et quelques globules blancs [2].

Dans les intervalles laissés entre ces rosaces, on note quelques hématoblastes isolés et des leucocytes.

Déjà, pendant qu'on constate ces faits, les hématoblastes se sont modifiés. La surface en est devenue épineuse par suite de l'apparition de petits prolongements sarcodiques très-courts et nombreux, et à peu près en même temps le corps protoplasmique s'est rétracté, de sorte que l'élément est déjà moins volumineux qu'à la sortie du sang des vaisseaux. Bientôt les hématoblastes semblent se presser les uns contre les autres, ils deviennent polyédriques et l'amas se transforme en une sorte de plaque à noyaux multiples, qui ressemble à une cellule géante, ou parfois à un groupe de cellules pavimenteuses, crénelées ou épineuses sur le bord [3].

[1] Le volume de ces amas varie également suivant la manière dont la préparation est faite. Le nombre des éléments qui les constituent est par suite très-inconstant. Dans une même préparation on peut voir des groupes de 2, 4, 5, éléments et d'autres amas comptant jusqu'à 10, 20, 30, 50 éléments. En général, dans le sang des différents ovipares, le nombre des hématoblastes qui forment les amas est en rapport avec le nombre et le volume des éléments du sang. Ainsi chez l'axolotl et le triton, dont les globules sont volumineux et peu nombreux, les amas d'hématoblastes ne comprennent qu'un petit nombre d'éléments. Au contraire dans une couche un peu épaisse de sang d'oiseau les amas d'hématoblastes renferment souvent plusieurs centaines d'éléments pressés les uns contre les autres et disposés confusément sur plusieurs plans.

[2] M. Ranvier a déjà décrit dans les préparations faites avec le sang des grenouilles cette disposition en rosace. (*Compt. rend. de la Soc. de biol.*, 1873, et *Technique histologique.*) Il l'attribue à la coagulation du sang, mais on l'observe bien avant que le sang ne soit coagulé.

[3] Les premières déformations que présentent les hématoblastes varient un peu suivant l'animal qui a fourni le sang, mais elles sont toujours plus ou moins analogues à celles que nous décrivons d'après le sang de grenouille.

De plus, que ces éléments soient isolés ou réunis en amas, ils offrent de légers changements de forme très-lents, mais ne ressemblant en rien aux mouvements amiboïdes, car ils paraissent être la conséquence d'altérations de plus en plus profondes. Ils consistent en un plissement irrégulier qui porte non-seulement sur la plaque protoplasmique, mais souvent aussi sur le noyau, et en une production de pointes sarcodiques qui peuvent s'allonger un peu, revenir lentement sur elles-mêmes et être remplacées par d'autres au fur et à mesure que l'élément se modifie. Outre ces prolongements, on voit se former, sur le bord des éléments, des sortes de vésicules très-transparentes qui paraissent contenir un liquide et indiquer clairement qu'une partie de ces éléments se dissout dans le plasma.

Ces premières altérations ont, en général, pour effet, de rendre le protoplasma des hématoblastes plus translucide et de faire apparaître très-nettement les noyaux. Quelques moments après que la préparation vient d'être faite, on peut reconnaître très-facilement les caractères de ces noyaux. Plusieurs d'entre eux sont un peu déformés, soit allongés, soit anguleux ou plissés, mais la plupart paraissent encore intacts. Ils se montrent sous la forme d'une vésicule arrondie ou légèrement ovoïde, dont l'enveloppe présente, à un fort grossissement, un double contour. Les dimensions en sont variables, et en moyenne supérieures à celles des noyaux des globules rouges adultes. Ils possèdent un nucléole très-net, difficile à voir dans le sang pur, et des granulations qui sont moins centrales que le nucléole, et qui, à un fort grossissement, ressemblent, dans les éléments le moins altérés, à de petites virgules disposées d'une manière régulière, simulant une sorte de striation.

A peine a-t-on pu noter ces caractères du noyau, que, les diverses parties en question continuant à s'altérer, on voit survenir encore d'autres particularités. Celles-ci sont difficiles à décrire, car elles sont dues à une sorte de décomposi-

Chez la tortue les petites pointes sarcodiques dont se hérissent les hématoblastes en se déformant sont courtes et très-régulières, ce qui donne aux éléments l'aspect de petites brosses s'engrenant réciproquement.

tion qui, s'accentuant lentement, amène incessamment des changements d'aspect et de forme [1].

Les hématoblastes réunis en amas, ont une tendance à s'accoler d'une façon de plus en plus intime, et au bout d'un temps variable (de quelques minutes à une demi-heure) ils forment comme une masse confuse dans laquelle il serait impossible de compter les éléments primitifs qui, souvent, sont superposés les uns sur les autres. Sur le bord de cette masse, on note toujours des prolongements sarcodiques, puis des sortes de bourgeons qui se séparent, en quelque sorte par segmentation, de la masse principale et des vésicules plus ou moins volumineuses et transparentes. Les noyaux eux-mêmes, d'abord très-distincts, après s'être déformés, deviennent troubles, grisâtres; un certain nombre d'entre eux se fragmentent, quelques-uns même disparaissent, et la masse entière formée par ces éléments semble se rétracter et revenir sur elle-même. Il en résulte un accolement plus intime des globules rouges voisins et adhérents; et, comme à ce moment le sang est coagulé, ces hématies étirées et étranglées prennent des formes de poires ou de gourdes, qui s'accentueront encore plus tard [2].

[1] Nous supposons, dans toute cette description, qu'on observe pas à pas pendant plusieurs heures un même amas d'hématoblastes un peu volumineux.

[2] Ces premières modifications font prendre aux amas d'hématoblastes un aspect tout particulier.

Le centre relativement obscur et plus ou moins granuleux est constitué par les noyaux entourés du stroma rétracté tandis que la périphérie est formée par une matière claire, translucide, d'aspect colloïde ou muqueux, irrégulièrement plissée et à bord festonné. Cette matière, qui est fournie par les hématoblastes, s'épanche plus ou moins loin et paraît se dissoudre en partie dans le plasma. Quand on étudie avec soin les phénomènes que présentent les hématoblastes isolés, on arrive à comparer ceux-ci à une sorte de bourse poreuse qui reviendrait sur elle-même et ferait sortir par exosmose un produit muqueux, tandis que le noyau comprimé, étranglé, parfois fragmenté, finirait par être mis en liberté après avoir subi des altérations plus ou moins profondes. Pendant ce temps cette sorte d'enveloppe rétractée se désorganiserait de plus en plus. Ce processus compliqué, presque impossible à décrire, est intimement lié au phénomène de la coagulation. La matière colloïde exsudée autour des hématoblastes envoie de petits prolongements, terminés souvent par une sorte de bourgeon, jusqu'aux globules rouges voisins et, en se rétractant, elle les attire vers l'amas d'hématoblastes. Puis elle devient le point de départ du réticulum fibrineux qui relie entre eux (*voir* plus loin) les hématoblastes et les globules rouges et qui, en se rétractant, étrangle et morcelle autour des hématoblastes un grand nombre d'hématies.

Au bout d'une demi-heure à trois quarts d'heure, quelquefois plus tôt, il se forme, au niveau des amas, des sortes de corpuscules très-réfringents, constitués par une matière brillante, à reflet grisâtre ou verdâtre.

Quelques-uns de ces corpuscules paraissent percés d'un trou central et ont la forme d'un anneau; d'autres sont percés de plusieurs trous, de diamètre très-variable, parfois très-petit. D'abord peu nombreux, ils deviennent ensuite plus abondants, et quand on suit avec soin la manière dont ils se forment, on se convainc facilement qu'ils proviennent des noyaux des hématoblastes. D'autre part la substance protoplasmique disparaissant ou devenant extrêmement translucide, un certain nombre d'hématoblastes paraissent détruits tandis que d'autres sont transformés en une sorte de plaque très-pâle et mal limitée. Cependant les globules blancs, au contraire, grâce à leurs mouvements amiboïdes, se sont éloignés de l'amas en rampant et en se frayant un passage à travers les globules rouges.

Au bout d'une heure et demie à deux heures, la désorganisation de l'amas d'hématoblastes a déjà fait de grands progrès. On peut noter en général les principales particularités suivantes : 1° à la surface de l'amas, existe un nombre variable de corpuscules réfringents et troués, tels que ceux que nous venons de décrire, et des granulations brillantes, réfringentes, plus ou moins grosses, paraissant être de nature graisseuse. Ces granulations ne se montrent que quelque temps après la formation des blocs réfringents et proviennent peut-être d'une altération de ces corpuscules ; elles se multiplient progressivement, et peu à peu se répandent dans la préparation en adhérant particulièrement aux globules rouges; 2° sur le bord de l'amas d'hématoblastes on voit toujours des vésicules transparentes plus ou moins volumineuses et quelques prolongements granuleux très-fins; 3° la masse hématoblastique elle-même est constituée par une sorte de stroma plissé, très-pâle, dans lequel on reconnaît encore quelques noyaux plus ou moins modifiés. Souvent quelques éléments mieux conservés que les autres survivent, en quelque sorte, à cette première phase destructive et se présentent sous la forme de plaques ou de corpuscules étoilés, irréguliers, contenant un noyau nucléolé plus ou moins net.

Après les deux premières heures, la marche des altérations se ralentit. Elle est variable, d'ailleurs, suivant certaines conditions encore mal définies. Lorsqu'on poursuit pas à pas l'observation de ces faits, on voit que certains hématoblastes isolés disparaissent complétement, mais qu'en général les amas laissent des traces aussi longtemps que toute la préparation n'est pas en pleine décomposition.

Pendant la dernière phase de leur désorganisation, les hématoblastes continuent à produire des vésicules de divers aspects, des corpuscules réfringents de plus en plus nombreux, tandis que les granulations brillantes, d'aspect graisseux, devenues très-abondantes, finissent par envahir toute la préparation. La masse hématoblastique est ainsi réduite à un petit groupe de stromas irréguliers, anguleux, et contenant, outre des noyaux plus ou moins nets, quelques granulations brillantes. Des angles de ces débris d'éléments partent des filaments de fibrine dont nous décrirons la disposition dans un autre travail.

En résumé, les hématoblastes observés dans le sang pur s'altèrent rapidement. Les modifications qu'ils présentent commencent dès qu'ils sont sortis des vaisseaux, et progressent surtout pendant les premières heures de l'examen [1].

[1] Les altérations que nous venons de décrire sont très-ralenties lorsque la température extérieure est basse, de sorte qu'en faisant l'examen par une température de 0° ou voisine de 0, on peut étudier facilement, dans le sang pur, les caractères normaux des hématoblastes et suivre pas à pas les modifications qu'ils présentent. Chez les grenouilles vives et bien nourries les hématoblastes sont abondants et, au bout de 24 heures, il en reste encore un grand nombre dans les préparations. D'ailleurs beaucoup d'hématoblastes étirés, amincis et très-pâles ne sont pas détruits et, quand les filaments de fibrine qui en retiennent les angles sont rompus, on les voit revenir sur eux-mêmes en prenant la forme d'un fuseau à pointes plus ou moins effilées, fuseau qui contient un noyau pâle et quelques granulations brillantes, vitellines et graisseuses. Je crois que c'est sous cette forme déjà profondément modifiée que les hématoblastes du sang de la grenouille ont été vus par v. Recklinghausen, Scklarewsky et Golubew. Ces observateurs ayant, en effet, examiné du sang de grenouille conservé pendant plusieurs jours dans une chambre humide, il me paraît impossible qu'ils aient reconnu les hématoblastes normaux, puisque ces éléments se modifient rapidement et perdent leur forme véritable en quelques minutes, surtout lorsqu'on opère à la température de la

Les hématoblastes se comportent donc, dans le sang pur, d'une manière spéciale, et à ce point de vue ils diffèrent notablement des autres éléments figurés du sang.

Pour en faire une étude plus précise, nous les avons soumis à l'influence de plusieurs réactifs. Ceux-ci nous ont fourni quelques renseignements importants ; nous ne parlerons que des principaux.

Le sérum iodé (liquide amniotique iodé de Max Schultze), dont on a laissé préalablement évaporer l'excès d'acool et d'iode, nous paraît être le véhicule le plus propre à montrer ces éléments sous leur forme normale. Tout d'abord, les hématoblastes s'y hérissent de petites pointes courtes et nombreuses; puis, au bout de quelques minutes, ils reprennent une surface unie et un bord régulier. On retrouve alors les différents types que nous avons aperçus pendant les premières minutes de l'examen du sang pur. Ce sont des éléments pâles et moins réfringents que les globules blancs, un peu aplatis, mais non encore nettement discoïdes ; les plus petits sont arrondis ou légèrement ovoïdes ; les autres sont plus allongés et ont souvent une des formes pointues déjà indiquées. Le protoplasma en est clair, légèrement grisâtre, presque toujours homogène ; parfois il renferme de petites granulations brillantes dans le voisinage du noyau ; il dessine un corpuscule dont les extrémités sont souvent étirées en pointes très-déliées et parfaitement homogènes [1].

chambre. Golubew paraît cependant avoir vu les principales formes d'hématoblastes, mais sa description est confuse parce qu'il a considéré, ainsi que ses devanciers, certains phénomènes en quelque sorte cadavériques, comme des faits d'ordre vital. En me plaçant dans des conditions analogues à celles que ces auteurs ont choisies, j'ai constaté que l'apparition de cellules fusiformes dans le sang conservé est due à la mise en liberté en quelque sorte des hématoblastes au moment où les filaments de fibrine se rompent ou se désagrègent. Ces cellules fusiformes sont des éléments morts, inertes, incapables de se transformer en hématies.

[1] Les diverses formes que peuvent présenter les hématoblastes sont nombreuses et un peu variables suivant les animaux examinés. Les formes en grain de riz, en amande, en fuseau et arrondies me paraissent être les plus communes. Chez la tortue, les formes en pendule, en raquette, sont loin d'être rares ; et chez les oiseaux, ces éléments ont souvent dans le sang pur la forme de poires, de virgules ou de larmes. Les formes en fuseau avec pointes très-déliées sont déjà le résultat d'une modification des éléments ; elles n'existent pas dans le sang frais sortant des vaisseaux et elles n'apparaissent dans

Le noyau de ces éléments est, dans les plus petits, arrondi ou légèrement ovoïde, de même diamètre ou à peine un peu plus gros que celui des hématies. Dans les hématoblastes plus volumineux, le noyau est plus gros et plus allongé surtout quand l'élément est piriforme ou en raquette. Ce noyau unique est toujours finement granuleux, et le sérum iodé permet parfois de constater l'arrangement régulier et déjà décrit des granulations. Chaque noyau possède un nucléole qu'on ne distingue pas toujours très-bien dans ce genre de préparation.

On sait que dans le sérum iodé les globules blancs sont doués de mouvements amiboïdes ; les hématoblastes y restent parfaitement fixes, ce qui permet de penser qu'ils sont dépourvus de contractilité [1].

Dans les préparations qu'on observe pendant un ou plusieurs jours, on voit souvent que les pointes des hématoblastes les plus développés peuvent s'allonger d'une manière démesurée et atteindre deux ou trois fois la longueur de l'é-

le sérum iodé qu'au bout d'un certain temps (une à plusieurs heures). Les petites granulations brillantes du disque sont inconstantes. Je n'en ai vu que rarement dans le sang des grenouilles, du triton marbré, de la tortue grecque, tandis que j'en ai trouvé presque toujours 2, 3 ou même plus dans les hématoblastes d'une couleuvre à collier ainsi que dans ceux des oiseaux. D'ailleurs, ces granulations brillantes m'ont paru également plus ou moins abondantes et volumineuses suivant les saisons et les conditions dans lesquelles se trouvaient les animaux soumis à l'examen. Elles sont constantes, par exemple, vers la fin de l'hiver chez la *Rana temporaria*.

[1] Je veux dire par là qu'ils ne possèdent pas de contractilité analogue à celle des leucocytes. Mais il ne serait pas exact de croire qu'ils sont entièrement passifs. Les modifications que nous venons de décrire ne paraissent pas dues, en effet, uniquement aux actes physico-chimiques dont ces éléments sont le siége ; ils révèlent une sorte de contractilité toute particulière, dont on pourrait comparer les manifestations aux derniers spasmes de l'agonie. Ces phénomènes sont entravés par le sérum iodé dans une mesure qui varie avec la proportion dans laquelle ce liquide est ajouté au sang. Lorsque la préparation de sang est faite avec une très-petite quantité de sérum iodé, les hématoblastes se comportent alors presque comme dans le sang pur. La quantité de sérum ajouté est-elle un peu plus grande, les hématoblastes ne se modifient plus aussi profondément : ils se plissent ou se rétractent plus ou moins fortement et se hérissent de pointes courtes plus ou moins nombreuses ; puis ces éléments changent lentement de forme et les pointes peuvent disparaître tandis que de nouvelles apparaissent ; enfin au bout d'un temps variable (une ou deux heures), les hématoblastes reprennent une surface unie et une forme définitive : ils sont pour ainsi dire coagulés.

lément entier. De plus, le corps de l'élément subit des altérations analogues à celles que présente le disque des globules rouges ; il s'y développe quelques granulations brillantes, paraissant graisseuses, et des sortes de vacuoles ou vésicules, quelquefois très-volumineuses, qui font prendre aux éléments un aspect poreux.

On n'observe jamais rien d'analogue dans les globules blancs.

L'eau iodo-iodurée donne lieu à des réactions très-nettes. Lorsqu'elle est moyennement concentrée, elle dissout en partie le disque protoplasmique, et celui-ci présente alors latéralement une ou deux grosses vésicules transparentes, qui crèvent et disparaissent au bout de quelques minutes. En même temps le noyau devient remarquablement net et régulier : il se présente sous la forme d'une vésicule à double contour, ayant un contenu légèrement trouble, presque homogène, et un nucléole très-apparent, presque toujours unique, bien qu'il puisse être exceptionnellement double dans les plus gros éléments. De plus, l'iode, qui colore fortement, mais à peu près uniformément le noyau et le disque des hématies adultes, colore également les hématoblastes, mais en se portant particulièrement sur le noyau, qui reste cependant, en général, moins jaune que celui des hématies. Si l'on emploie une solution iodo-iodurée très-concentrée, les hématoblastes, fortement colorés en jaune, mais plus pâles que les hématies, se rétractent sans changer de forme, et, autour d'eux, surtout lorsqu'ils sont groupés par amas, on voit se produire une sorte de nuage granuleux, provenant probablement de la matière qu'ils laissent s'épancher au dehors, nuage qui contient souvent de petits filaments. Dans ces corpuscules rétractés, le protoplasma semble fortement appliqué sur le noyau dont la coloration reste faible.

Tous les réactifs qui ont une densité élevée, et qui agissent sur les éléments du sang en les durcissant, déterminent de même une forte rétraction du disque hématoblastique et l'apparition d'une atmosphère granuleuse autour des hématoblastes.

L'éosine, qui se fixe particulièrement sur le disque des hématies et en respecte presque complétement le noyau, colore les hématoblastes à peu près de la même manière, mais plus faiblement. Avec la fuchsine, on obtient une coloration à peu près uniforme des noyaux de tous les éléments du sang [1].

On voit, en résumé, d'après cette description, que les hématoblastes diffèrent essentiellement des globules blancs. Au contraire, bien que la manière dont ils se comportent hors de l'organisme soit spéciale et caractéristique, ils nous paraissent se rapprocher des globules rouges par certains caractères importants.

S'ils s'en distinguent encore à bien des égards, cela tient, croyons-nous, à ce que ce sont des éléments jeunes, en voie d'évolution, n'ayant pas encore acquis une constitution définitive.

On peut faire valoir un grand nombre d'arguments à l'appui de cette manière de voir. Les différences de taille, que présentent les divers hématoblastes, montrent déjà que ces corpuscules, d'abord petits, se développent peu à peu dans le sang. Si les formes qu'ils prennent sont souvent irrégulières et étirées en pointe, elles n'en rappellent pas moins, dans leur ensemble, la conformation discoïde et ovoïde des hématies ; la production des pointes paraît due surtout à

[1] J'ai constaté la présence des hématoblastes dans le sang de tous les vertébrés ovipares que j'ai examinés : divers oiseaux, tortue grecque, lézards, couleuvre, grenouilles, crapaud, triton, axolotl, divers poissons. On les trouve également dans le sang du têtard de la grenouille, où ils offrent les mêmes caractères que chez l'animal adulte.

Pour apprécier la proportion de ces éléments, j'en ai fait le dénombrement dans le sang normal chez plusieurs animaux des diverses classes d'ovipares. J'ai vu ainsi que les hématoblastes sont rarement moins nombreux que les leucocytes et que souvent, au contraire, ils sont près de deux fois aussi abondants que ces éléments. Par rapport aux globules rouges, on en compte environ $\frac{1}{100}$ chez les oiseaux, $\frac{1}{40}$ chez la couleuvre à collier, $\frac{1}{50}$ chez la tortue grecque, $\frac{1}{60}$ chez les grenouilles.

Les dimensions de ces éléments et de leur noyau varient nécessairement avec le degré de leur développement. D'une manière générale le noyau remplit la plus grande partie de l'élément, de sorte que dans les plus petits hématoblastes, il est à peu près de même volume que celui des globules rouges ; mais plus tard il devient plus volumineux et souvent plus allongé que celui des hématies normales. L'élément entier est en rapport, d'un animal à l'autre, avec le volume des globules rouges et nullement avec celui des globules blancs.

l'action des agents extérieurs sur une matière molle et en quelque sorte ductile, et d'ailleurs, semblables pointes plus ou moins développées se retrouvent dans certaines hématies adultes.

Un des caractères le plus frappants des hématoblastes consiste dans la facilité avec laquelle le disque encore imparfait de ces corpuscules se dissout ou se rétracte suivant le milieu dans lequel il est plongé. C'est, sans doute, en grande partie à cause du degré exagéré de leur solubilité par exosmose que ces éléments s'altèrent si rapidement dans le sang pur; mais cette solubilité ne se retrouve-t-elle pas, quoique moins développée, dans les globules rouges adultes qui disparaissent si aisément lorsqu'ils sont en contact avec une atmosphère humide ?

L'existence d'un noyau unique, quel que soit le volume de l'élément, est encore, dans les hématoblastes, une particularité remarquable. Ce noyau, comme l'élément tout entier, est en voie d'évolution ; il grossit au fur et à mesure que l'hématoblaste est plus volumineux, et nous verrons plus loin qu'à un certain moment il acquiert des dimensions relativement considérables; mais, malgré la variabilité de ses caractères aux différents moments de cette évolution, il ne présente jamais les réactions caractéristiques des noyaux des globules blancs. De plus, nous rappellerons ici qu'en se détruisant, il donne naissance à des corpuscules réfringents, tout particuliers, dont nous avons donné la description. Or, les noyaux des globules rouges adultes en voie de destruction forment précisément des corpuscules semblables qui paraissent dus à la transformation de leur substance en protagon ou en une matière analogue.

On connaît depuis longtemps la remarquable propriété que possèdent les globules rouges de se conserver parfaitement intacts sous le rapport de la forme et de la couleur lorsqu'ils sont desséchés rapidement sur une lame de verre. Les préparations de ce genre sont précieuses pour l'étude des hématoblastes. Ces éléments, en effet, se comportent sous l'influence de la dessiccation comme des globules rouges ; de même que ces derniers, ils sont fixés, pour ainsi dire, et on les reconnaît sous les formes que nous avons déjà décrites et avec des dimensions variables qui sont en rapport avec les divers degrés d'évolution du même élément. La plupart des hématoblastes, surtout lorsque le sang a été pris sur un animal tout à fait sain et robuste, présentent, ainsi desséchés, une coloration manifeste, même lorsqu'ils paraissaient tout à fait incolores, soit dans le sang pur, soit dans le sérum iodé. En signalant cette particularité dans la note communiquée à l'Académie des sciences (12 novembre 1877), j'ai fait la remarque que, en général, dans une préparation de sang desséché, même bien exécutée, quelques éléments colorés se détruisent et que, par suite, l'hémoglobine ainsi mise en liberté peut imprégner les éléments incolores. Mais, tout en faisant cette réserve, je crois qu'un grand nombre d'hématoblastes contiennent déjà une certaine quantité d'hémoglobine, trop faible pour donner aux éléments une coloration sensible, lorsque ceux-ci sont humides, mais suffisante pour que la dessiccation la rende appréciable. Les préparations de sang desséché, faites avec soin, permettent également de distinguer les hématoblastes des globules blancs et je recommande sous ce rapport d'une manière toute particulière l'étude du sang du triton marbré.

Tandis que les hématoblastes, petits ou grands, ont un noyau unique qui, chez la plupart des ovipares, se laisse deviner plutôt que voir à travers le disque vitreux et légèrement coloré qui l'entoure, les globules blancs desséchés se présentent sous l'apparence de disques plats plus ou moins grands, toujours incolores, irrégulièrement arrondis, souvent nuageux ou granuleux et contenant des noyaux caractéristiques. Dans les préparations faites avec le sang du triton, les noyaux de tous les éléments (hématoblastes, hématies, leucocytes) deviennent, sur les préparations sèches, remarquablement nets [1].

[1] Nous reproduisons ici un dessin fait d'après une préparation de sang du triton marbré, desséché rapidement sur une lame de verre.

Lorsque la préparation est bien réussie et que les globules sont bien secs, les noyaux des hématoblastes et ceux des globules rouges sont très-visibles. Ces éléments ont à l'état sec une certaine épaisseur et un bord saillant, fortement réfringent entouré d'une ombre portée, caractère qu'on peut rendre très-apparent, en se servant de l'éclairage oblique. Ils présentent à l'état sec presque

Les hématoblastes sont donc bien, ainsi que nous l'avons dit, tout à fait différents des globules blancs. Ils représentent, si l'on veut, à cause des propriétés qui leur sont propres, une troisième espèce d'éléments figurés du sang ; mais ce sont tout simplement des globules rouges jeunes, incomplétement développés. Toutes les différences constatées entre eux et les globules rouges s'expliquent par cet état de développement imparfait. Ces différences sont d'ailleurs destinées à s'effacer plus tard : les plus jeunes et les plus petits des hématoblastes sont, en effet, reliés aux hématies adultes par un certain nombre de formes intermédiaires se rapprochant peu à peu du type définitif.

Nous avons déjà dit que les hématoblastes représentent une partie extrêmement importante du sang normal. Ils y sont plus nombreux que les globules blancs, et il est facile d'en suivre le développement progressif. Mais, dans les conditions normales, les éléments se rapprochant des globules rouges sont rares. Chez la grenouille, par exemple, dans le

absolument les mêmes dimensions que dans le sang pur. Les globules blancs ont des caractères différents : ils sont transformés en une sorte de pellicule très-mince, très-transparente, presque sans épaisseur et sans ombre portée, d'un diamètre beaucoup plus considérable que celui des globules blancs humides. (A l'aide de l'éclairage oblique cet élément desséché prend souvent l'apparence d'un moule en creux.) Le bord de cette pellicule est dessiné par un double contour, à l'intérieur duquel on aperçoit les granulations et les noyaux caractéristiques des globules blancs. Les principales variétés des glo-

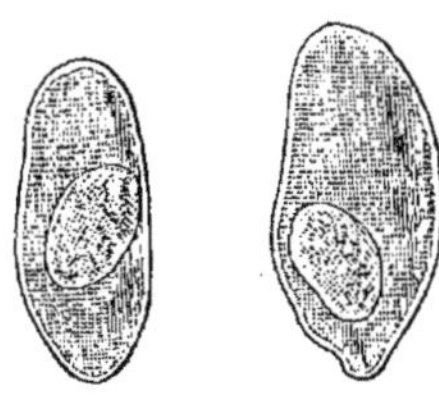

Globules rouges desséchés du triton marbré ; grossissement, 650 diamètres environ.

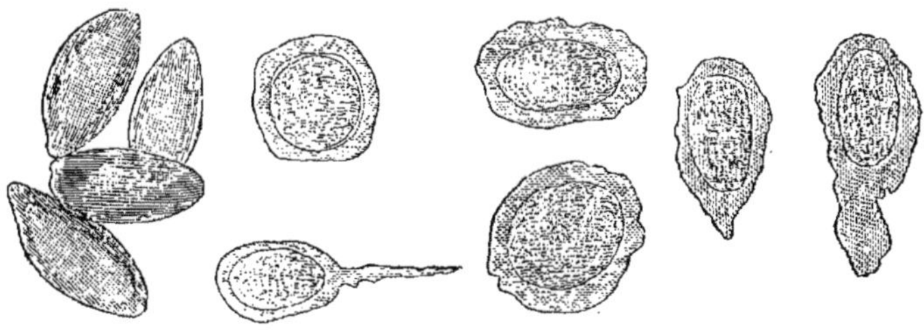

Hématoblastes desséchés du triton marbré (sang normal) à divers degrés de développement. Même grossissement.

sang préparé avec le sérum iodé, les hématoblastes le plus développés sont presque toujours encore fort imparfaits; ils ont un disque régulier ou piriforme légèrement coloré par de l'hémoglobine; mais ils sont encore peu consistants et se comportent dans le sang pur comme les autres hématoblastes, c'est-à-dire qu'ils se réunissent aux amas et s'altèrent.

Cependant ils sont déjà un peu moins vulnérables que les plus petits hématoblastes, et les modifications qu'ils éprouvent, hors des vaisseaux, s'effectuent plus lentement.

Pour étudier facilement les formes intermédiaires entre les hématoblastes et les hématies, il faut faire subir aux animaux des pertes de sang plus ou moins fortes, de manière à activer la régénération des hématies.

Dans ce but, nous avons pratiqué, suivant l'exemple de M. Vulpian (*loc. cit.*, p. 109), l'amputation d'un membre chez diverses grenouilles; de plus, nous avons produit, chez plu-

bules blancs du triton, représentées ici, se retrouvent avec des caractères analogues dans le sang de tous les ovipares.

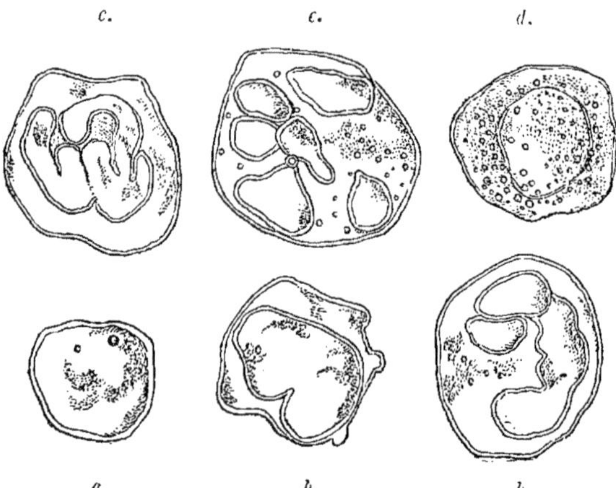

Globules blancs desséchés du triton marbré; même grossissement.
a. Globule blanc petite variété.
bb. Leucocytes de la variété intermédiaire.
cc. Grands leucocytes à noyaux multiples et compliqués, très-diffluents et à fines granulations.
d. Leucocytes à grosses granulations.

Ce genre de préparation montre que les noyaux appartenant aux grands globules blancs à fines granulations sont réellement multiples et compliqués, et qu'ils se montrent tels sans l'intervention des réactifs.

sieurs tritons, une forte hémorrhagie en sectionnant la queue à la base, et nous avons fait perdre à une tortue grecque une grande quantité de sang en lui faisant aux quatre pattes de profondes incisions. Chez tous les animaux rendus ainsi anémiques, le sang se régénère au bout d'un temps qui varie avec l'abondance de l'hémorrhagie, et l'on peut constater, à un certain moment, que cette régénération se fait à l'aide du développement progressif et de plus en plus complet des hématoblastes.

Le disque plus ou moins régulier de ces éléments s'accroît et acquiert, en général, en même temps, une quantité de plus en plus grande d'hémoglobine, mais il reste pendant longtemps plus pauvre en matière colorante que celui des globules rouges normaux. Quand les animaux ont perdu une quantité de sang considérable, ainsi que cela a lieu chez les grenouilles lorsqu'on se met dans les mêmes conditions que M. Vulpian, c'est-à-dire lorsqu'on leur ampute la cuisse à la partie supérieure, les hématoblastes se développent sans acquérir une quantité notable d'hémoglobine, et le sang est alors rempli de corpuscules incolores ou à peine colorés, qui ont été parfaitement décrits par M. Vulpian dans la note précédemment citée. Le noyau de ces corpuscules est très-volumineux, beaucoup plus gros que celui des hématies, le contenu en est granuleux, souvent trouble et comme nuageux ; en présence de l'éosine, il se colore plus fortement que celui des petits hématoblastes. Chez les grenouilles qui ont perdu moins de sang et auxquelles on a fait la section de la patte au niveau du mollet ou du genou, les hématoblastes, qui se transforment en hématies, deviennent plus facilement colorés, et souvent ils contiennent déjà une forte proportion d'hémoglobine avant d'être complétement développés.

Pendant tout le cours de cette régénération, le sang pur présente deux variétés de globules rouges incomplétement développés : les uns se réunissent en amas et s'altèrent : ce sont encore des hématoblastes comme ceux du sang normal, bien que quelques-uns soient déjà volumineux et manifestement colorés ; les autres restent disséminés au milieu des hématies adultes et sont devenus résistants, bien que, dans certains cas, ils soient encore incolores ou à peine colorés ; ce sont déjà, à cet égard, de véritables globules rouges. On voit donc que les hématoblastes, en se perfectionnant, perdent, à un certain moment, cette vulnérabilité excessive qui les distingue lorsqu'ils sont encore tout à fait jeunes; ils entrent alors, pour ainsi dire, dans une seconde phase d'évolution et possèdent à peu près la même résistance aux agents extérieurs que les hématies adultes. Quelque imparfaits et incolores qu'ils puissent être encore, ils ont acquis, dès cette époque, une composition chimique probablement différente de celle des hématoblastes de la première phase ou *hématoblastes proprement dits;* ils correspondent à ces globules petits et souvent pâles que nous avons signalés chez l'homme, dans le sang des anémiques.

En faisant le dénombrement des hématoblastes successivement chez les individus sains, puis chez les mêmes individus anémiques, nous avons constaté une sorte de balancement entre les hématoblastes de la deuxième phase et ceux de la première. Ces derniers sont devenus de moins en moins abondants au fur et à mesure que les hématoblastes arrivés à la deuxième phase de leur évolution ont augmenté de nombre. C'est encore là un fait en faveur de l'opinion que nous avons émise relativement à la nature des hématoblastes.

II. — Note complémentaire communiquée à la Société de biologie dans la séance du 1er décembre 1877.

Chacun sait qu'il est très-facile d'observer, chez la grenouille, le sang circulant dans les vaisseaux. On peut utiliser, pour cette étude, la membrane natatoire de la *Rana temporaria*, le mésentère, la langue, etc. Les hématoblastes que nous avons décrits récemment étant des éléments normaux du sang, nous avons pensé qu'il serait possible de les voir circuler au milieu des hématies, dans les vaisseaux de la grenouille. Les faits ont répondu à notre attente.

Lorsque le mésentère d'une grenouille curarisée a été exposé à l'air, le sang ne tarde pas à se ralentir dans un grand nombre de capillaires; on voit alors, au milieu des globules rouges, à des distances irrégulières, des éléments qui diffèrent notablement des globules blancs.

Les plus petits sont arrondis, plus petits que les globules blancs, et d'un aspect plus sombre, moins argentin ; mais la nature de ces très-petits éléments peut, à la rigueur, être considérée comme douteuse. La présence d'éléments allongés, piriformes, légèrement discoïdes, vient établir d'une façon irréfutable l'existence, dans le sang de la grenouille, d'éléments incolores autres que les blancs. Ces derniers sont globuleux dans le sang en circulation ; quand ils s'arrêtent dans les capillaires, ils se fixent fortement contre la paroi et envoient une série de pointes qui la traversent. Les hématoblastes sont allongés, plus plats que les globules blancs, plus grisâtres, et parfois ils laissent apercevoir au centre de leur petite masse une tache obscure qui indique la place du noyau. Entraînés par les hématies, ils possèdent comme ces éléments une certaine souplesse qui leur permet de s'insinuer, en changeant de forme, à travers les obstacles qu'ils rencontrent, et assez d'élasticité pour reprendre, dès qu'ils le peuvent, leur forme typique.

On peut faire les mêmes observations sur la membrane natatoire dont la circulation a été préalablement modifiée par une ligature temporaire de la veine principale du membre ; ou bien encore, sur la langue exposée à l'air depuis quelques heures.

Ces faits démontrent que les hématoblastes n'ont aucune tendance, lorsqu'ils sont dans le sang en circulation, à s'agglutiner et à se détruire comme dans le sang sorti de l'organisme. Les propriétés que nous leur avons reconnues dans nos préparations de sang pur paraissent donc bien être, en quelque sorte, d'ordre cadavérique [1].

[1] Nous nous servons, faute de mieux, de l'expression : phénomènes cadavériques, pour désigner les altérations particulières que subissent les hématoblastes hors de l'organisme. Mais, nous tenons à le répéter, ces phénomènes complexes qui jouent un rôle si actif dans la formation de la fibrine conservent en partie les caractères des phénomènes vitaux (*voir* plus haut la note sur la contractilité des hématoblastes). Pour bien traduire notre conception, nous dirions volontiers que les modifications que nous avons cherché à décrire le plus exactement possible constituent des *phénomènes agoniques*. Tant que les hématoblastes se déforment, perdent par exsudation une partie de leur substance, ils ne paraissent pas encore être de véritables cadavres ; et bien qu'ils soient le siége d'altérations chimiques profondes et destructives, leurs modifications incessantes de forme, d'aspect, leur diffluence, puis leur

III. — Note communiquée à l'Académie des sciences, le 31 décembre 1877.

Les hématoblastes du sang de l'homme et des vertébrés vivipares sont des éléments très-petits, très-délicats, peu réfringents et à contour peu visible.

Leur diamètre est, en moyenne, chez l'homme, de 1μ,5 à 3 μ; ces éléments sont donc beaucoup plus petits que les hématies adultes; et, pour les voir convenablement, il est nécessaire d'employer des grossissements assez forts [1].

Il est possible qu'il y ait des hématoblastes plus petits encore, mais les corpuscules n'atteignant pas 1μ,5 de diamètre me paraissent d'une détermination difficile et douteuse.

Ces éléments se distinguent, chez les animaux supérieurs, aussi bien que chez les ovipares, par leur grande altérabilité. Dans le sang pur, immédiatement après qu'ils sont sortis des vaisseaux, ils deviennent épineux, se plissent et ont une tendance à se grouper sous forme d'amas (cette tendance est moins prononcée chez certains animaux); puis ils subissent plus ou moins rapidement, et d'une manière continue, toute une série de transformations physico-chimiques qui jouent un rôle important dans la formation de la fibrine.

Pour en faire facilement l'étude, il suffit de diluer le sang avec du sérum iodé (liquide amniotique iodé), dont on laisse préalablement évaporer l'excès d'iode.

On aperçoit ainsi, dans la préparation du sang, isolés ou disposés par petits groupes, des éléments très-exigus et délicats, qui tout d'abord deviennent épineux sous l'influence de l'iode, puis reprennent presque tous leur forme normale,

rétraction active, semblent bien indiquer un reste de vie. Ces différents actes aboutissent, il est vrai, à la mort ou même à la désagrégation de l'élément, mais ils n'en sont pas moins évidemment différents des phénomènes physico-chimiques d'ordre commun que présentent les éléments morts. Les hématoblastes ne deviennent à proprement parler des cadavres qu'après la coagulation complète du sang et la rétraction ou la dissolution du caillot.

[1] Dans les préparations faites par dessiccation les hématoblastes de l'homme mesurent de 2 μ à 5μ,7. Les plus nombreux ont, en général, de 3 μ à 4 μ,5 de diamètre.

qui est déjà le plus souvent nettement *discoïde* et *biconcave*.

La biconcavité n'est douteuse que pour les plus petits, et je l'ai constatée chez l'homme sur des éléments qui n'avaient pas plus de 1μ,5 de diamètre environ. Cette biconcavité est donc un caractère précoce, en quelque sorte typique, paraissant correspondre, dans les hématies des animaux supérieurs, à la présence du noyau dans celles des vertébrés ovipares.

Vus de champ, les hématoblastes ressemblent à un petit bâtonnet et paraissent brillants et réfringents ; mais, comme ils sont agités, dans le sérum iodé, d'un mouvement moléculaire (brownien), il est très-facile de voir le même élément changer d'aspect suivant la face sous laquelle il se présente, et d'un bâtonnet devenir un disque biconcave.

Dans le sang pur ou dilué avec du sérum iodé, la plupart de ces éléments paraissent incolores ou d'un gris verdâtre pâle. Un certain nombre d'entre eux, et en général les plus gros, sont cependant déjà plus ou moins nettement colorés par de l'hémoglobine ; de sorte qu'il existe ainsi des éléments intermédiaires entre les hématoblastes incolores et les globules rouges.

Parmi les hématoblastes, et surtout parmi ces éléments intermédiaires, on en trouve souvent qui ont une forme irrégulière : ils sont alors allongés et terminés à l'une de leurs extrémités, rarement à leurs deux pôles, par une pointe plus ou moins longue ; mais les éléments pointus sont toujours beaucoup plus rares que dans le sang des vertébrés ovipares [1].

En se développant, les hématoblastes deviennent plus colorés, et bientôt ils se comportent comme des globules rouges adultes, dont ils ne diffèrent que par la taille. Quel-

[1] On peut obtenir avec le sang des vivipares aussi bien qu'avec celui des ovipares de bonnes préparations des hématoblastes en faisant dessécher rapidement le sang sur une lame de verre. Un grand nombre de ces corpuscules incolores dans le sang liquide sont nettement colorés à l'état sec ; les plus petits sont en général incolores ou d'une teinte verdâtre à peine sensible. Chez l'homme les hématoblastes desséchés sont nettement discoïdes, biconcaves et colorés. Un grand nombre d'entre eux sont crénelés sur le bord, même dans les meilleures préparations, ce qui leur donne souvent l'apparence de petites étoiles.

ques-uns d'entre eux acquièrent les caractères de véritables globules rouges avant de grossir notablement, et forment ces hématies extrêmement petites que nous avons décrites sous le nom de *globules nains* [1].

Les hématoblastes constituent, chez les animaux supérieurs aussi bien que chez les ovipares, des éléments normaux du sang. Ils m'ont toujours paru très-abondants et notablement plus nombreux que les globules blancs [2].

A l'état pathologique, et en particulier dans l'anémie, ils présentent des modifications importantes.

On trouve, en effet, très-fréquemment, dans le sang des anémiques, outre les petits globules rouges dont j'ai parlé dans mes Notes antérieures, un grand nombre de petits éléments qui atteignent jusqu'à 4 et 5 μ de diamètre et se comportent encore, dans le sang pur, comme les hématoblastes proprement dits. Ce sont des éléments intermédiaires, encore très-faiblement colorés, présentant souvent un petit prolongement pointu, qui persiste quelquefois quand les éléments sont devenus des hématies adultes, et dont la présence explique les déformations des globules que nous avons décrites dans l'anémie.

Ces faits pathologiques, que nous devons nous borner à

[1] Avant de constituer des globules rouges ordinaires, les hématoblastes du sang des animaux supérieurs passent donc, comme ceux des ovipares, par deux phases successives. Dans une première phase, ils constituent les hématoblastes proprement dits, éléments très-altérables, se modifiant rapidement dans le sang pur au point de devenir en peu de temps méconnaissables. Dans une seconde phase, ils sont plus résistants et possèdent les caractères que nous avons assignés aux globules nains ; mais, à ce degré de développement, ils diffèrent encore un peu des globules adultes; ils ne paraissent pas participer à la formation des piles et ils conservent encore une certaine vulnérabilité qui se traduit par la facilité avec laquelle ils se transforment en microcytes. (Sur la nature et la signification des petits globules rouges du sang, *Comptes rendus de l'Académie des sciences*, 28 mai 1877.)

[2] Je suis parvenu, en faisant modifier le dispositif de l'appareil dont je me sers pour faire la numération des globules, à compter les hématoblastes du sang de l'homme. Les chiffres que j'ai trouvés en opérant avec du sang d'individus d'âges différents, à jeun ou pendant la période de digestion, varient de 130 000 à 300 000. Les chiffres trouvés ont donné une moyenne d'environ 250 000. La moyenne des globules blancs prise dans les mêmes conditions ayant été d'environ 6 000, on voit que les hématoblastes sont chez l'homme environ 40 fois plus nombreux que les globules blancs et à peu près 20 fois moins abondants que les rouges.

signaler, correspondent à ceux qu'on observe chez les grenouilles rendues anémiques par le procédé de M. Vulpian (*loc. cit.*, p. 109).

En résumé, l'évolution des globules rouges, étudiée dans le sang lui-même et chez l'adulte, est soumise à une sorte de loi générale qui est la même dans toute la série des vertébrés, et qu'on peut formuler ainsi :

1° Les globules rouges proviennent du développement plus ou moins régulier de petits éléments incolores, délicats, très-altérables, se modifiant rapidement dès qu'ils sont sortis des vaisseaux ;

2° Ces éléments, que j'ai proposé de désigner sous le nom d'*hématoblastes*, passent par une phase intermédiaire (dont l'étude est facilitée par l'anémie), dans laquelle ils se perfectionnent, grossissent et se colorent jusqu'à ce qu'ils acquièrent, souvent avant d'avoir atteint leur diamètre normal, les caractères des hématies.

IV. — **Note communiquée à l'Académie des sciences, le 7 janvier 1878.**

En faisant passer à travers une préparation de sang de grenouille coagulé un courant de sérum iodé, on voit que les hématies, disposées en rosaces autour des amas d'hématoblastes, sont fixées dans cette situation par des filaments fins partant du centre des rosaces. Cette sorte de lavage entraîne un certain nombre d'éléments, et il devient facile de constater que les hématoblastes se sont transformés en corpuscules irréguliers, anguleux, étoilés, et que, de la surface de ces éléments et de leurs prolongements, partent des fibrilles extrêmement fines et délicates, qui se divisent et s'entre-croisent en formant un réseau dont les derniers filaments, extrêmement ténus, ne se voient bien que lorsqu'ils ont été colorés par l'iode.

Les fibrilles principales et les plus épaisses relient entre eux les hématoblastes qui occupent le centre des rosaces ; la plupart des autres rattachent les hématies autour de ce même centre, à l'aide de fibrilles qui les déforment de diverses manières [1]. Les hématoblastes, d'où émane le réseau de fibrilles, sont faciles à reconnaître, malgré les altérations qu'ils ont subies ; on en distingue souvent encore le noyau unique et volumineux [2].

On observe une série de faits analogues chez les animaux supérieurs. Le sang de l'homme est particulièrement favorable à cette étude, à cause de l'étendue relativement considérable des espaces que laissent entre elles les piles de globules rouges.

De même que les hématoblastes du sang des ovipares, ceux de l'homme et des vertébrés supérieurs éprouvent des modifications rapides qu'il est impossible de décrire ici en détail. Quelques minutes après que la préparation vient d'être faite, ces éléments sont déjà très-altérés, et on les aperçoit, dans les intervalles régnant entre les piles d'hématies, sous la forme de très-petits corpuscules, le plus souvent épineux, isolés, ou groupés de façon à constituer de petits chapelets, puis de petits amas irréguliers, anguleux, dont les éléments constituants deviennent de plus en plus confus. Ces petits corpuscules et ces amas sont, en général, plus réfringents que les hématoblastes qui les ont formés, et souvent ils possèdent encore une légère coloration jaune verdâtre. La surface de ces petits éléments est hérissée de prolongements fins et nombreux qui bientôt deviennent le point de départ d'un réseau de filaments traversant toute la préparation [3].

[1] M. Ranvier a déjà décrit ces déformations des globules. (*Comptes rendus de la Soc. de biol.* 1873, et *Techn. hist.* fasc. 2.)

[2] Quand on lave avec de l'eau distillée une préparation de sang de grenouille coagulé, et il en est de même pour le sang des autres ovipares que j'ai examinés, les globules rouges sont entraînés et détruits ainsi que les hématoblastes et il est impossible de voir le réseau fibrineux bien que la fibrine ne soit pas dissoute par l'eau.

[3] La disposition des globules rouges sous la forme de piles m'a paru plus manifeste chez l'homme que chez les autres animaux supérieurs. Elle ne se produit convenablement que lorsque le sang est préparé en couche mince. Quand la couche du sang est épaisse, et cette particularité s'observe mieux chez les animaux que chez l'homme, les globules rouges pressés les uns contre les autres sont disposés à peu près comme dans le sang des ovipares. Ils sont groupés autour d'espaces clairs et à contours curvilignes, de formes et de dimensions variables. Ces espaces présentent deux parties distinctes : une centrale arrondie, formée par un amas confus de grosses granulations grisâtres; une périphérique plus claire, translucide, comme mucilagineuse.

La partie centrale est constituée par de nombreux hématoblastes pressés

Au début de la coagulation du sang, ce réseau est à peine distinct, puis il se dessine peu à peu, par suite de l'épaississement progressif des fibrilles qui le constituent [1].

Quand on étend le sang, pris sur le vivant, avec une quantité de sérum iodé suffisante pour empêcher la coagulation, les hématoblastes restent presque tous isolés, et sont fixés dans leur forme normale; mais, au bout d un certain nombre d'heures, ils présentent de petits prolongements courts, parfois divisés, qui paraissent émanés de leur propre substance.

Lorsque la quantité de sérum iodé utilisé retarde la coagulation sans l'empêcher, les hématoblastes s'altèrent plus lentement que dans le sang pur, et il est plus facile d'en suivre les modifications et d'en voir partir le réseau de fibrine.

Dans le sang défibriné on ne trouve plus ni les hématoblastes, ni les corpuscules et les amas formés par ces éléments altérés; il en est de même dans le sang recueilli sur le cadavre après la coagulation *post mortem*.

L'ensemble de ces faits, qu'il nous est impossible de décrire ici plus longuement, montre que le phénomène de la coagulation du sang paraît avoir pour origine les actes physico-chimiques qui accompagnent la décomposition d'un des éléments figurés du sang, décomposition qui commence instan-

les uns contre les autres et superposés, la partie claire est due sans doute à une matière issue de ces éléments délicats, déjà en voie d'altération. Ces faits rappellent tout à fait ceux que nous avons décrits dans le sang des ovipares.

D'ailleurs, quand on poursuit pendant plusieurs heures l'examen d'une préparation de sang pris sur un vivipare, on voit que les hématoblastes isolés ou groupés en amas d'où partent le réseau fibrineux continuent à s'altérer de plus en plus en subissant des modifications analogues à celles que nous avons décrites dans le sang des ovipares.

[1] Le réticulum fibrineux du sang de l'homme a été bien décrit par M. Ranvier dans le travail que nous venons de citer (p. 136). Ce réticulum résiste au lavage avec de l'eau et se colore très-bien, ainsi que l'a vu M. Ranvier, par l'iode et par la fuchsine. Après ce lavage les hématoblastes isolés ou en amas, situés au niveau des carrefours, ont perdu une partie de leur substance, mais ne sont pas complétement détruits ; ils contiennent encore le plus souvent de petits grains réfringents, inattaquables par l'eau et se colorant par l'iode, par la fuchsine et mieux encore par le rose de Magdala. D'après ces faits on peut affirmer que la constitution chimique des hématoblastes n'est pas tout à fait la même que celle des globules rouges.

tanément dès que cet élément ne se trouve plus dans les conditions nécessaires à l'entretien de sa vitalité [1].

Les hématoblastes, bien qu'ils soient destinés à devenir des globules rouges adultes, possèdent donc des propriétés particulières et, à ce point de vue, on peut les considérer, en quelque sorte, comme une troisième espèce d'éléments figurés du sang.

A l'état normal, chez l'homme, lorsque le sang étalé en couche mince est coagulé, les plus petits corpuscules hématoblastiques ont environ 1 μ, et les plus gros amas dépassent rarement 8 μ dans leur plus grand diamètre : mais les hématoblastes peuvent être plus ou moins développés et abondants suivant certaines circonstances qu'il sera nécessaire de préciser ; il est probable qu'on trouvera des relations plus ou

[1] Le froid agit sur les hématoblastes des vivipares comme sur ceux des ovipares, il en ralentit les altérations ; et ce fait est d'autant plus intéressant que le froid retarde également, comme on le sait, la coagulation du sang. Lorsqu'on examine une préparation de sang humain à la température de 0°, les globules rouges se groupent en piles comme à l'ordinaire, mais dans l'intervalle de ces piles on aperçoit des hématoblastes isolés ou disposés par petits groupes de 2, 3, 4, 5 et jusqu'à 12-15 éléments. Dans ces petits amas, les éléments restent nets, distincts les uns des autres et l'on peut en reconnaître facilement les caractères.

Ils se présentent sous l'apparence de petits corpuscules à contour net, mais très-fin, corpuscules homogènes, peu réfringents et souvent d'un aspect vitreux. La plupart d'entre eux sont légèrement colorés; il ont une forme variable, mais il est facile de s'assurer que celle-ci dépend surtout de la manière dont l'élément se présente ; lorsqu'il est à plat, elle est presque toujours discoïde. Quelques hématoblastes ont cependant une forme d'amande ou de poire; d'autres possèdent, comme nous l'avons déjà dit, une sorte de pédicule plus ou moins long et délié.

Malgré l'action du froid, ces petits éléments s'altèrent au bout d'un certain temps : ils pâlissent et deviennent épineux, anguleux, comme plissés. A 0° ou un peu au-dessus ils changent encore de forme et émettent de petits prolongements courts dont la disposition peut se modifier. On peut donc admettre que ces éléments possèdent, comme ceux des ovipares, une sorte de contractilité agonique, et que les modifications qu'ils subissent hors de l'organisme ne sont pas entièrement passives.

A cette température le réticulum fibrineux ne devient visible qu'au bout de deux heures environ et il n'est constitué que par l'addition aux épines d'une partie seulement des hématoblastes, de petits filaments fins, plus ou moins longs, qui cessent d'être visibles à une faible distance des éléments. A 1° ou 1°, 5 au-dessous de zéro, les altérations des hématoblastes sont encore plus lentes à s'effectuer et le réticulum fibrineux n'apparaît plus.

moins étroites entre les diverses modifications de ces éléments et les variations qu'on observe dans l'acte de la coagulation et la richesse du réseau fibrineux.

Dans l'anémie intense, surtout lorsqu'elle est liée à un état cachectique, on voit se former des amas hématoblastiques très-volumineux, parfois même considérables, pouvant atteindre jusqu'à 60 et 70 μ dans leur plus grand diamètre, mais le plus souvent le réseau fibrineux qui en part est moins riche et moins net qu'à l'état normal.

Dans les maladies aiguës, et notamment dans les phlegmasies, les hématoblastes m'ont paru très-abondants, et les amas qu'ils forment sont plus volumineux qu'à l'état normal ; mais, contrairement à ce qu'on observe dans les cachexies, la fibrine qui en émane forme un réseau riche et à fibrilles épaisses [1].

L'étude de ces différents points promet d'être fertile en déductions pathologiques.

[1] M. Vulpian a fait connaître à la Société de biologie un certain nombre de faits qui me paraissent se rattacher à l'histoire des hématoblastes (*Comptes rendus de la Soc. de biologie*, p. 49, 1873). Il a vu dans le sang normal et dans celui d'un grand nombre de malades de petits corpuscules isolés et d'autres réunis en amas. Les petits corpuscules isolés présentaient des expansions sarcodiques pouvant rentrer dans la masse principale pour se reformer sur d'autres points. Les corpuscules agminés étaient comme englués dans une substance qui présentait sur le bord, au bout de quelques minutes, de courts prolongements n'existant pas au début de l'observation. Lorsque la coagulation du sang avait lieu, on voyait quelquefois des filaments partir des prolongements des corpuscules isolés, ou du bord des plaques d'agglomérats.

Ces corpuscules étaient plus nombreux chez les individus affectés de maladies zymotiques (fièvre typhoïde, érysipèle) que chez d'autres malades et que chez l'homme sain. Ils paraissaient également plus abondants une heure et demie ou deux heures après les repas, même peu copieux (bouillon, potage) qu'à d'autres moments.

NOTE SUR LE SANG DU CHAT NOUVEAU-NÉ [1].

Les arguments que donnent les auteurs touchant l'unité d'origine des éléments du sang sont peu nombreux et presque tous faciles à réfuter. Un des arguments invoqués par Kœlliker (*Würzb. Verhanld.*, t. VII, p. 187, et *Eléments d'histologie humaine*, trad. franc., 2e édit., p. 286) consiste dans la présence d'hématies incolores et granuleuses, ainsi que de cellules rouges à noyaux dans le sang du foie et de la rate de jeunes animaux allaités (chats, chiens, souris).

J'ai cherché à vérifier sur de jeunes chats nouveau-nés les faits avancés par Kœlliker.

Dans le sang pur (préparation faite dans la chambre humide), presque tous les globules rouges deviennent rapidement épineux(mûriformes),ce qui ne les empêche pas de se disposer en piles, fait qui semble démontrer que la formation de ces piles est due plutôt à la viscosité des globules qu'à la régularité de leur forme. Entre les piles on aperçoit un grand nombre de petits éléments, isolés ou réunis par amas plus ou moins considérables.

Ce sont d'abondants hématoblastes qui ne tardent pas à s'altérer et à subir des modifications analogues à celles que nous avons décrites dans le sang de l'homme.

On remarque encore, outre les différentes variétés de globules blancs, des granulations brillantes, fines, disséminées en nombre incalculable dans le plasma qui prend ainsi un aspect laiteux.

[1] Extraite des *Comptes rendus de la Société de biologie* (séance du 13 avril 1878. — *Gaz. médicale*, n° 21, p. 257).

Cette particularité, qui a déjà été signalée chez les nouveau-nés et les animaux à la mamelle ou nourris avec du lait, ne se rencontre jamais dans le sang du nouveau-né humain.

Pour faire l'étude des hématoblastes du petit chat, après avoir examiné le sang pur, je l'ai traité par le sérum iodé, le sérum iodo-ioduré, l'acide osmique, la dessiccation, etc.

Voici les faits les plus importants :

Les globules rouges ont les dimensions suivantes : les plus grands, 7μ,14; les grands, 6 μ; les moyens, 5μ,5; les petits, 4μ,8 ; les nains, de 2μ,5 à 4μ,5.

Aucune de ces hématies ne contient un noyau visible.

Les plus petits globules blancs ont un diamètre de 5μ,7. Ils sont constitués, comme chez tous les autres animaux, par un noyau relativement volumineux et une mince enveloppe protoplasmique, non contractile. Les globules blancs moyens ont 6μ,2; les plus grands 7μ,5. Aucun de ces éléments ne pourrait être confondu avec les hématies.

Les hématoblastes diffèrent notablement de ceux du sang humain. Dans le sang pur ils se présentent sous la forme d'éléments délicats, pâles, relativement volumineux, quelquefois arrondis, mais le plus souvent ovoïdes ou riziformes et paraissant très-rarement excavés. La plupart d'entre eux deviennent épineux et se hérissent de petites pointes très-fines. Les uns sont déjà nettement colorés en jaune, d'autres paraissent complétement incolores; d'autres encore sont grisâtres, d'un aspect céroïde, chatoyant, particulier.

Presque tous se réunissent pour former des amas, souvent très-étendus, et ne tardent pas à se confondre en une sorte de masse commune, mais non homogène, à reflets jaunâtres et à bords très-irréguliers, d'abord curvilignes, puis anguleux.

Au bout de quelques heures, ces amas encore colorés forment une masse plus homogène, criblée de vésicules ou vacuoles relativement volumineuses.

Le réticulum fibrineux est indistinct dans le sang pur, mais dans une préparation faite avec une très-petite quantité de sérum iodé, les amas deviennent, au bout de quelques heures, très-anguleux, et des angles partent quelques filaments très-fins, moins distincts que ceux du sang de l'homme.

Dans le sang dilué avec une quantité plus grande de sérum iodé, les hématoblastes s'altèrent moins profondément. Ils sont isolés ou disposés par petits groupes. La plupart d'entre eux deviennent épineux, et, par suite, ils ressemblent à de petites cellules granuleuses, les petites pointes dont leur surface est couverte simulant des granulations [1]. Ces éléments sont en général ovoïdes, allongés, et ils restent tels, quelle que soit la manière dont ils sont placés. Quelques-uns sont colorés, d'autres pâles, à peine distincts, homogènes, légèrement vitreux ; enfin on en voit quelques-uns qui sont aplatis sans être nettement discoïdes et dont le bord est tantôt régulier, tantôt festonné.

Dans les préparations faites avec une solution d'acide osmique ou avec le sérum iodo-ioduré, ces éléments sont légèrement rétractés, mais non épineux. Ils paraissent fixés dans leur forme. Dans quelques-uns on aperçoit une ou deux taches pâles, très-petites, ressemblant à de petites vésicules, et qui ne se modifient pas sous l'influence de l'osmium. S'agit-il de particules graisseuses ou de grains vitellins ? Cette question, qui est d'ailleurs accessoire, me paraît difficile à résoudre. En tout cas, aucun des moyens d'étude que nous venons de mentionner ne fait apparaître un noyau dans ces éléments.

Il n'y a donc pas, dans le sang du chat nouveau-né, de globules rouges à noyau. Les hématoblastes, mesurés dans le sang pur et dans le sérum iodé, ont des diamètres très-divers. Les plus petits ont en longueur 2 μ,3 ou 2 μ,5 ; les plus grands, 4 μ,6-4 μ,8.

Ces éléments sont donc plus petits encore que les plus petits globules blancs, et il serait impossible de les faire provenir d'une transformation de ces élements.

Dans les préparations de sang desséché, rapidement faites, les hématoblastes sont parfaitement conservés. Ils sont presque tous groupés en amas, dans lesquels les éléments sont en général bien distincts, ovoïdes, riziformes, jaune verdâtre, d'un aspect chatoyant spécial très-accusé.

[1] Les hematoblastes contiennent d'ailleurs très-souvent quelques granulations fines qui, en se groupant au centre de l'élément, pourraient faire croire à la présence d'un noyau.

Ceux qui sont isolés et aussi peu modifiés que possible, sont presque discoïdes, biconcaves, nettement colorés et à bord crénelé. La plupart d'entre eux, qu'ils soient isolés ou groupés, contiennent des granulations brillantes qui paraissent être de nature vitelline.

Ces hématoblastes desséchés et particulièrement ceux qui sont disposés sous la forme d'amas, présentent la plus grande analogie avec les groupes d'hématoblastes qu'on trouve dans les préparations de sang des ovipares, de la grenouille par exemple.

Ces faits montrent donc une fois de plus que les hématoblastes se comportent de la même manière dans le sang de tous les vertébrés, et que, d'une classe à l'autre, ils ne diffèrent pas plus entre eux que les globules rouges eux-mêmes.

Dans le sang extrait de la rate, on trouve les mêmes éléments que dans le sang provenant des autres parties du corps. Toutefois, le sang de la rate contient une proportion plus grande de petits globules blancs à un seul noyau.

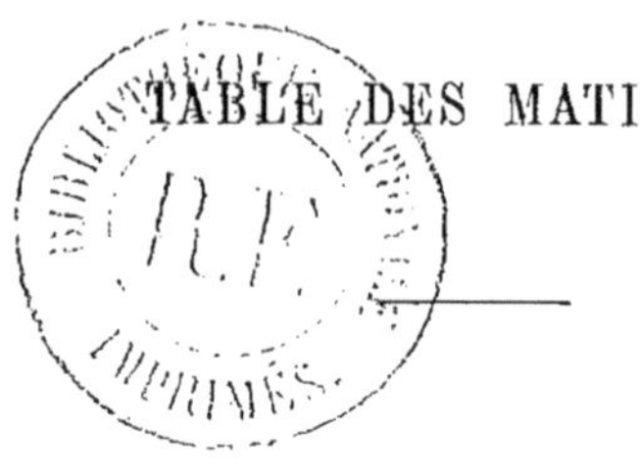

TABLE DES MATIÈRES.

Clichy. — Imprimerie Paul Dupont, rue du Bac-d'Asnières, 12. (548, 6-78.)

Janv. 1876.

2 4 6 8 10 12 14

21 23 25 27 29 31 2 4 6 8 10 12 14 16 18

OBSERVATION I.

ANÉMIE CHLOROTIQUE. — TRAITEMENT PAR LE CHLORURE FERREUX

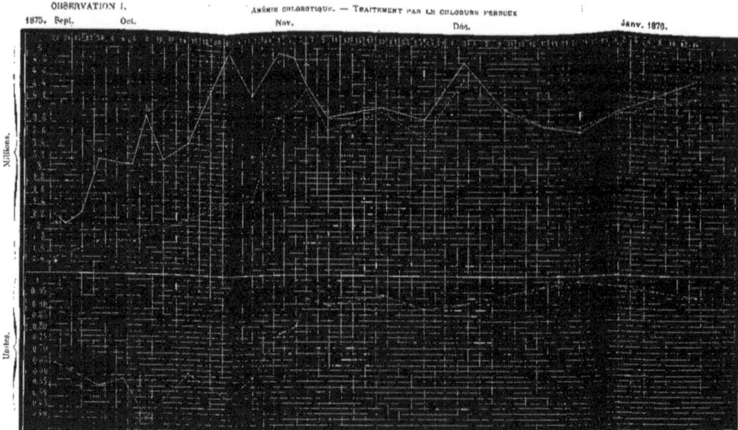

+ Commencement du traitement. *a*. Apparition d'un grand nombre de petits globules. *b*. Augmentation sensible des altérations globulaires coïncidant avec l'apparition de globules nouveaux. × Globules à peu près normaux. F. Fin du traitement.

OBSERVATION II.

ANÉMIE CHLOROTIQUE. — TRAITEMENT PAR LE FERROCYANURE DE POTASSIUM, PUIS PAR LE CHLORURE FERREUX.

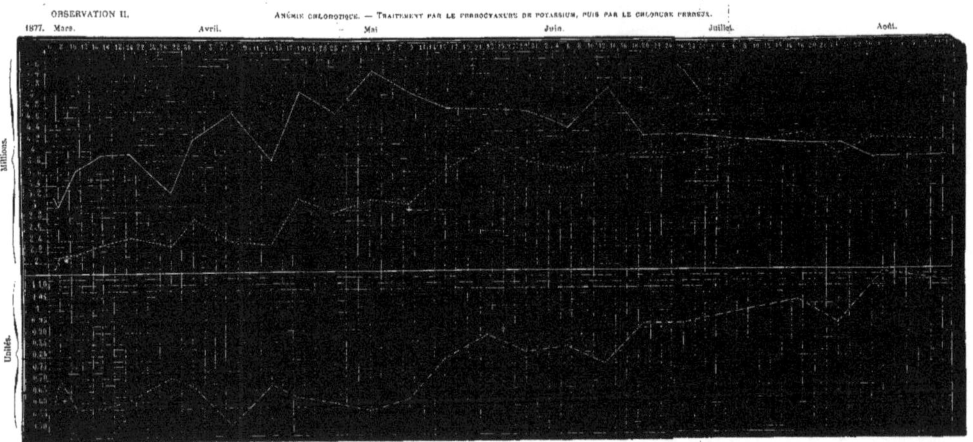

* Commencement du traitement par le ferrocyanure de potassium. + Commencement du traitement par le chlorure ferreux.

OBSERVATION III.

ANÉMIE CHLOROTIQUE. — TRAITEMENT PAR LE FERROCYANURE DE POTASSIUM, PUIS PAR LE PROTOCHLORURE DE FER.

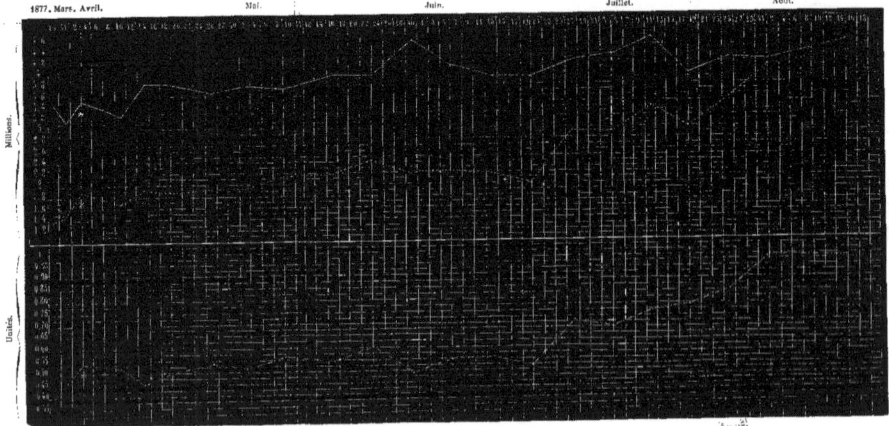

* Commencement du traitement par le ferrocyanure + Commencement du traitement par le chlorure ferreux.

RECHERCHES

SUR

L'ANATOMIE NORMALE ET PATHOLOGIQUE

DU SANG

PAR

GEORGES HAYEM

Agrégé de la Faculté de Médecine de Paris, médecin de l'hôpital Ménilmontant.

Avec figures et tableaux

PARIS

G. MASSON, ÉDITEUR

LIBRAIRE DE L'ACADÉMIE DE MÉDECINE

Boulevard Saint-Germain et rue de l'Éperon

EN FACE DE L'ÉCOLE DE MÉDECINE

1878

A LA MÊME LIBRAIRIE

Clichy. — Imp. Paul Dupont, 12, rue du Bac-d'Asnières. — 548 *bis*, 6-78.

www.ingramcontent.com/pod-product-compliance
Ingram Content Group UK Ltd.
Pitfield, Milton Keynes, MK11 3LW, UK
UKHW021050200726
13857UKWH00003B/871

9 782013 491860